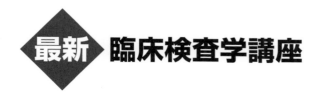

最新 臨床検査学講座

放射性同位元素検査技術学

第2版

編 集

小野口昌久

川 井 恵 一

絹 谷 清 剛

JN003040

医歯薬出版株式会社

「最新臨床検査学講座」の刊行にあたって

　1958年に衛生検査技師法が制定され，その教育の場からの強い要望に応えて刊行されたのが「衛生検査技術講座」であります．その後，法改正およびカリキュラム改正などに伴い，「臨床検査講座」(1972)，さらに「新編臨床検査講座」(1987)，「新訂臨床検査講座」(1996)と，その内容とかたちを変えながら改訂・増刷を重ねてまいりました．

　2000年4月より，新しいカリキュラムのもとで，新しい臨床検査技師教育が行われることとなり，その眼目である“大綱化”によって，各学校での弾力的な運用が要求され，またそれが可能となりました．「基礎分野」「専門基礎分野」「専門分野」という教育内容とその目標とするところは，従前とかなり異なったものになりました．そこで弊社では，この機に「臨床検査学講座」を刊行することといたしました．臨床検査技師という医療職の重要性がますます高まるなかで，“技術”の修得とそれを応用する力の醸成，および“学”としての構築を目指して，教育内容に沿ったかたちで有機的な講義が行えるよう留意いたしました．

　その後，ガイドラインが改定されればその内容を取り込みながら版を重ねてまいりましたが，2013年に「国家試験出題基準平成27年版」が発表されたことにあわせて紙面を刷新した「最新臨床検査学講座」を刊行することといたしました．新シリーズ刊行にあたりましては，臨床検査学および臨床検査技師教育に造詣の深い山藤　賢先生，高木　康先生，奈良信雄先生，三村邦裕先生，和田隆志先生を編集顧問に迎え，シリーズ全体の構想と編集方針の策定にご協力いただきました．各巻の編者，執筆者にはこれまでの「臨床検査学講座」の構成・内容を踏襲しつつ，最近の医学医療，臨床検査の進歩を取り入れることをお願いしました．

　本シリーズが国家試験出題の基本図書として，多くの学校で採用されてきました実績に鑑みまして，ガイドライン項目はかならず包含し，国家試験受験の知識を安心して習得できることを企図しました．国家試験に必要な知識は本文に，プラスアルファの内容は側注で紹介しています．また，読者の方々に理解されやすい，より使いやすい，より見やすい教科書となるような紙面構成を目指しました．本「最新臨床検査学講座」により臨床検査技師として習得しておくべき知識を，確実に，効率的に獲得することに寄与できましたら本シリーズの目的が達せられたと考えます．

　各巻テキストにつきまして，多くの方がたからのご意見，ご叱正を賜れば幸甚に存じます．

2015年春

医歯薬出版株式会社

第 2 版の序

　本書は，2002 年に発行された臨床検査学講座「放射性同位元素検査技術学」を，2018 年に「最新臨床検査学講座」シリーズの 1 冊として改訂したものである．放射性同位元素を用いた検査技術分野はほかの分野と同様に，短期間のうちに急速に進歩している．そのため，新規薬剤の承認や法改正の反映など，現状に即した内容とするため，このたびさらなる見直しを行い，第 2 版として発刊することとした．

　in vivo の核医学診療では，この数年間にポジトロン放射断層撮影（PET）の役割がさらに大きくなっている．一方で，シングルフォトン医薬品を用いた検査も，放射断層撮影（SPECT）の普及により，検査内容が高精度化し，診療に与えるインパクトはPET に劣らず大きくなっている．in vitro 検体検査の多くは，EIA 法などの非放射性検査に置き換わっているものの，放射性同位元素を用いた検査が必要なものも依然として存在しているため，これらに関する知識を有することも不可欠である．今回，本書で取り扱う分野に生じた変化を背景として改訂されることは，最新の知識を学生に供与できるという点において非常に喜ばしいものである．

　臨床検査技師国家試験において，本書の関わる分野の出題は多くはないものの，国家試験出題基準である「令和 3 年版臨床検査技師国家試験出題基準」を見るまでもなく，本書で記載されている知識の理解が必要である．また，ほかの種々の検査の意義を理解し，検査結果を解釈するためには，個々の患者に実施される諸検査を総合的に理解することが必要である．

　医療に関わる放射線・放射能に起因する事故は起こってはならないものであり，国民の目はこの分野に対して変わることなく厳しく向けられている．放射線医学は，医療のなかで国民の健康に寄与するための最も重要なピースの一つである．その付託を認識し，実践するため，放射性同位元素を用いた検査方法だけでなく，放射性物質の基本的知識や放射線の人体に対する影響，検査をするうえで必要な安全な取扱いについての知識の習得も，学生諸君に期待し記述したつもりである．

　臨床検査技師に求められる知識は多岐にわたり，その勉学には少なからず苦労を伴う．しかし，一つの知識を身につければ，行う業務の質は確実に向上するはずである．そのような意識をもって，励まれることを祈念する．

　2023 年 1 月

編者を代表して　絹谷清剛

序

　2002年に臨床検査学講座「放射性同位元素検査技術学」が発行されてからすでに16年が経過した．その間，他のあらゆる分野と同様に，放射性同位元素を用いた検査の分野も大きく様変わりした．in vivoの核医学診療では，従来のシングルフォトンを用いた核医学検査数は，ポジトロン放射断層撮影（PET）の普及や，入院患者の包括医療費支払い制度の実施に伴い全体に減少した．しかし，シングルフォトン放射断層撮影（SPECT）の普及による診断の高精度化が進んだことや，新たな検査製剤が開発されたことにより，診療における意義は従来と変わることなく大きいものである．また，in vitro検体検査の多くはEIA法などの非放射性検査に置き換わっているものの，放射性同位元素を用いた検査が必要なものも依然として存在する．

　今回，シリーズ全体が「最新臨床検査学講座」として改訂されるにあたり，本書分野に生じた上記の大きな変化を背景として改訂されることは，最新知識を学生に供与できるという点において非常に喜ばしいものである．臨床検査技師国家試験には，本書の関わる分野の出題は多くはないものの，最新の国家試験出題基準である平成27年版　臨床検査技師国家試験出題基準には，従来の基準に引き続き「放射性物質を用いた検査」の項目が収載されている．また，国家試験受験に必要な指定科目の一つとして「放射性同位元素検査技術学」があげられている．

　改訂にあたっては，指定科目の改正により放射性同位元素検査技術学の実習が必須でなくなったことを考慮し，臨床検査技師学生が理解しやすいよう，内容の難易度・バランス等を調整しつつ，国家試験に出題される内容は必ず包含することとした．臨床検査技師業務においては，体外計測による核医学検査に直接関わることは少ないと思われる．しかし，他の種々の検査の意義を理解し検査結果を解釈するためには，個々の患者に実施される諸検査を総合的に理解することが必要であるため，旧版より若干詳しい記載がされている．

　2011年の東日本大震災に際して，津波に起因して発生した福島第一原子力発電所事故による環境中への放射能汚染に対する国民の不安が広がった．その後，放射線・放射能に対する国民の目は一層厳しいものとなっている．したがって，本書は，放射性同位元素を用いた検査方法だけでなく，放射性物質の基本的知識や放射線の人体に対する影響，検査をするうえで必要な安全な取扱いについての知識習得も学生諸君に期待し記述したつもりである．

　臨床検査技師に求められる知識は多岐にわたり，その勉学には少なからず苦労を伴うものである．しかし，一つの知識を身につければ，おこなう業務の質は確実に向上するはずである．そのような意識を持って，励まれることを祈念する．

2018年1月

編者を代表して　絹谷清剛

●編　集（50音順）　小野口昌久　金沢大学教授（医薬保健研究域保健学系量子医療技術学）

川井　恵一　金沢大学教授（医薬保健研究域保健学系量子医療技術学）

絹谷　清剛　金沢大学教授（医薬保健研究域医学系核医学）

●執筆者（50音順）　小野口昌久　（前掲）

川井　恵一　（前掲）

澁谷　孝行　金沢大学（医薬保健研究域保健学系量子医療技術学）

瀧　淳一　金沢先進医学センターセンター長

放射性同位元素検査技術学　第2版

CONTENTS

●執筆分担

第1章	小野口昌久	第5章	川井恵一
第2章	澁谷孝行	第6章	瀧　淳一
第3章	瀧　淳一	第7章	川井恵一
第4章	瀧　淳一	第8章	川井恵一

側注マークの見方　国家試験に必要な知識は本文に，プラスアルファの内容は側注で紹介しています．

用語解説　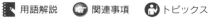関連事項　トピックス

第 <i>1</i> 章　放射能と放射線

Ⅰ　原子の構造

　物質を化学的な方法で細かくしていくと，最後は原子になる．原子の構造と構成する粒子を**図 1-1**，**表 1-1** に示す．原子は中心に**原子核**（半径 10^{-15} 〜 10^{-14}m）があり，その周りを負の電荷をもった**電子**（軌道電子）が飛び回っており，その半径は約 10^{-10}m である．原子の質量の 99.97% は原子核にあり，原子核は**陽子**と**中性子**からなる．原子核内の陽子の数は，元素ごとで異なり，**原子番号**で表される．陽子と中性子の和は質量数とよばれ，原子の質量にほぼ比例する．軌道電子は，原子核に近い内側から K，L，M 殻…とよばれ，それぞれの軌道に入る電子の数は 2，8，18…個と決まっている．原子核と軌道電

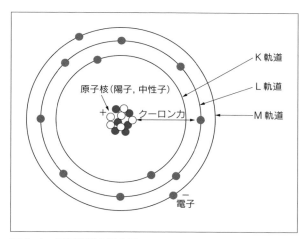

図 1-1　原子模型の概念図

表 1-1　原子を構成する粒子

粒子	記号	電荷量		質量		静止エネルギー [MeV]
		相対値	電荷 [C]	原子質量単位 [U]	kg 単位	
陽子	p	+1	$+1.602×10^{-19}$	1.007276	$1.67262×10^{-27}$	938.3
中性子	n	0	−	1.008665	$1.67493×10^{-27}$	939.6
電子	e	− 1	$− 1.602×10^{-19}$	$5.4858×10^{-4}$	$9.1094×10^{-31}$	0.5110

e = $1.602×10^{-19}$C，1U = $1.49232×10^{-10}$ J = 931.420 MeV.

子の結合エネルギーは，内殻軌道電子が最も高く，外側にいくにつれて低くなる．

放射線の定義と分類

放射性核種から出てくる放射線には，**アルファ（α）線**（α粒子ともいう），**ベータ（β）線**（β粒子ともいう），**ガンマ（γ）線**の3種類がある．α線とβ線は荷電粒子であり，電場や磁場での偏向から電荷，質量および速度を決めることができる．

放射線にはα線，β線，γ線以外に，**電磁波，電子線，陽子線，中性子線**などがある．**電離放射線**とは，電離能力（直接または間接的）を有するもの，すなわち，物質との相互作用によって原子や分子を電離しうる粒子または電磁波（光子）をいう．物理的性質によりいくつかに分類できる．**表1-2**および**表1-3**に，放射線の特性による分類と電離能力による分類を示す．一般に紫外線より短い波長を有する電磁波を**X線**といい，波長が5〜500Åの軟X線領域と，5Å以下の硬X線領域に分けられる．ただし，一般に電磁波のうち，原子核から放出されるものをγ線，核外の作用で放出されるものをX線とよぶ．

> **電離**
> 放射線が物質中を通過するときに，そのエネルギーによって原子中の軌道電子をはじき出して，陽電荷を帯びた状態（陽イオン）と自由な電子または電子を付加して陰の電荷を帯びた状態（陰イオン）に解離すること．イオン化ともいう．

> **オングストローム**
> 1Å（オングストローム）は10^{-10}mである．

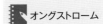 放射性同位元素

同じ元素で中性子の数が異なる核種の関係を同位体（同位元素）とよぶ．同位体には安定なものと不安定なものがあり，不安定なものは時間とともに放射性壊変して放射線を放出して，より安定化しようとする．このように，同位元素のうちで放射性をもつ元素を**放射性同位元素**（放射性同位体）という．

表1-2 放射線特性による分類

分類		放射線
電磁放射線		電波，遠赤外線，赤外線，可視光線，紫外線，X線，γ線（波長が長い順に記載）
粒子放射線	荷電粒子線	電子線，β線，陽子線，$\pi^{\pm}$中間子線，α線など
	非荷電粒子線	π^{0}中間子線，中性子線など

表1-3 電離能力による分類

分類		放射線
非電離放射線		赤外線など
電離放射線	直接電離放射線	荷電粒子線（α線，β線など） 電荷粒子自体の電離が主
	間接電離放射線	非荷電粒子線（X線，γ線，中性子線など） 2次的に放出される粒子（電子など）による電離が主

（1）放射能

放射能には，次の 2 つの意味がある．

① 原子核が放射性壊変して α 線，β 線，γ 線などを放出する性質をもつこと

② 原子核の単位時間あたりの壊変数，すなわち放射能の強さ

単位：[Bq（ベクレル）]で，1 秒あたりの壊変数 [s^{-1}] または [dps] をいう．

  1 Bq = 1 dps = 27.03 pCi

  1 Ci = 3.7×10^{10} Bq = 37 GBq

（2）比放射能

放射性核種の属する元素の単位質量あたりの放射能の強さをいう．比放射能を最大にすることにより，薬理学的効果は軽減できる．

単位：放射性核種の放射能/元素の全質量 [Bq/g, MBq/g など] で表される．

（3）放射能濃度

放射性核種を含む物質の単位体積あたりの放射能をいう．

単位：放射性核種の放射能/単位体積 [Bq/mL, MBq/mL など] で表される．

比放射能：第 5 章 p.43，側注参照．

Ⅳ 原子核壊変と放射線の性質

原子は α 線，β 線，γ 線を放出することにより，別の核種に変わる．この現象を**放射性壊変**（崩壊）という．放射性壊変によって生じた核種を**娘核種**，壊変前の核種を**親核種**という．

1 壊変形式：α 壊変

原子核から α 線（α 粒子）が放出されると，娘核種は親核種より原子番号が 2，質量数が 4 減ずる．これは α 壊変の際，原子核から $^{4}_{2}\mathrm{He}$（4：質量数，核子数，2：原子番号，陽子数を表す）の原子核と同じ粒子が放出されるからである．$^{210}_{83}\mathrm{Bi}$ 以上の重い原子核で起こる．α 壊変によって原子核はエネルギー的に不安定（**励起状態**）になるため，光子を出して安定（**基底状態**）になる．この光子が γ 線である．

α 線のエネルギーおよび α 線によって放出される γ 線のエネルギーは，その放射性核種特有の一定値，すなわち線スペクトルである．

  例 $^{226}_{88}\mathrm{Ra}$（半減期：1,602y）$\longrightarrow$ $^{222}_{86}\mathrm{Rn}$ 186keV，447keV，599keV の γ 線を放出．

2 壊変形式：β 壊変

1）陰電子壊変：β^- 壊変（$^{A}_{Z}\mathrm{X} \rightarrow {}^{A}_{Z+1}\mathrm{Y} + \beta^- + \bar{\nu}$）

原子核から陰電子（β^- 線）が放出されると，娘核種は親核種より原子番号が 1 増加し，質量数は変わらない．これは β^- 壊変の際，原子核から β^- 線と**反ニュートリノ**（反中性微子：$\bar{\nu}$）が放出されるからである（β^- 線は原子核内の 1 個の中性子が陽子に変わることに基づく）．中性子が多い核種で起こる．β^-

---

同重体

質量数，すなわち核子の数が等しく，陽子や中性子の数が異なる核種を同重体という．たとえば，$^{14}\mathrm{C}$ と $^{14}\mathrm{N}$ は同重体である．

壊変では娘核種が励起状態のとき，γ線放出によって基底状態になる．娘核種は基底状態あるいはγ線放出によってエネルギー準位にまで壊変する．

β^-線のエネルギーおよび反ニュートリノのエネルギーは，連続スペクトルである．

> **例** $^{60}_{27}\text{Co} \longrightarrow {}^{60}_{28}\text{Ni}$，そのほか ^{99}Mo，^{131}I，^{133}Xe などが β^- 壊変核種．

2）陽電子壊変：β^+ 壊変（$^A_Z\text{X} \rightarrow {}^{A}_{Z-1}\text{Y} + \beta^+ + v$）

原子核から陽電子（β^+線）が放出されると，娘核種は親核種より原子番号が1減少し，質量数は変わらない．これは β^+ 壊変の際，原子核から β^+ 線と**ニュートリノ**（中性微子：v）が放出されるからである（β^+線は原子核内の1個の陽子が中性子に変わることに基づく）．中性子より陽子が多い核種で起こる．娘核種が励起状態のときは γ 線を放出することになる．

β^+線のエネルギーおよびニュートリノのエネルギーは，連続スペクトルである．

> **例** $^{18}_{9}\text{F} \longrightarrow {}^{18}_{8}\text{O}$，そのほか ^{11}C，^{13}N，^{15}O などが β^+ 壊変核種．

3）軌道電子捕獲（electron capture；EC）（$^A_Z\text{X} \rightarrow {}^{A}_{Z-1}\text{Y} + v$）

軌道電子を原子核内に捕獲することによって，核内の陽子が中性子に変わる β 壊変を軌道電子捕獲といい，娘核種は親核種より原子番号が1減少し，質量数は変わらない．軌道電子を捕獲しニュートリノ（中性微子：v）が放出されるからである．通常，原子核近傍のK殻軌道電子が最も捕獲されやすい．壊変の際，電子捕獲によって原子は励起状態となるので，**γ線**または**特性X線**か**オージェ電子**が放出される．

γ線，内部転換電子のエネルギーおよびニュートリノのエネルギーは，線スペクトルである．

> **例** ^{67}Ga，^{201}Tl，^{111}In，^{123}I など．

4）β^+ 壊変と電子捕獲の競合の場合

β^+ 壊変は 1.022MeV 以上の光子エネルギーでは，軽い元素でも頻繁に起こる．一方，電子捕獲は，軌道電子が原子核の近傍にあると，より重い元素で頻繁に起こる．^{18}F では，壊変の97％が β^+ 線と γ 線の放出で，残りの3％が電子捕獲である．

3　壊変形式：γ 壊変（放射）

原子核が励起状態であって不安定であるとき，γ線を放出してこれよりエネルギーの低い基底状態に遷移する．娘核種は親核種と原子番号も質量数も変わらない．原子番号も質量数も等しいが，エネルギー準位の異なる2種類以上の核種が存在するとき，それらを**核異性体**といい，励起された核は質量数のあとに**準安定状態**（metastable）を表す"m"をつけて区別する．励起された核

陽電子（positron）

陽電子は周辺の原子との衝突でエネルギーを急速に失い停止し，通常の陰電子と結合して消滅し，光子エネルギーに変換される．その結果，正反対方向に消滅放射線（各0.511MeV）を放出する．

特性X線

ある原子の電子軌道や原子核において，高い電子準位から低い電子準位に遷移する過程で放射されるX線のことをいう．

オージェ電子

エネルギーを得て励起した原子がもとの基底状態に遷移するとき，余ったエネルギーを放出するかわりに，原子内の電子に与えて放出する現象で，その放出した電子のことをいう．

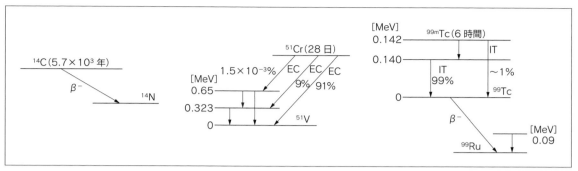

図 1-2　壊変図

異性体がγ線を放出することを**核異性体転移**（isomeric transition；IT）とい
う．代表的なものは，核医学診療で頻用される^{99m}Tcである．

　また，不安定な原子核は，核の励起エネルギーを直接軌道電子に与えてこれ
を放出させる場合がある．これを**内部転換**といい，放出された電子を**内部転換
電子**と称する．原子核近傍のK殻あるいはL殻から放出された空位は外殻電
子によって充足され，特性X線またはオージェ電子が放出される．

4　壊変図

　放射性核種の壊変形式，エネルギー状態などをわかりやすく図に示したもの
を壊変図といい（**図1-2**），原子番号をX軸に，エネルギー状態をY軸に描
き，原子番号が増加する壊変（β⁻壊変）は右下矢印（＼），原子番号が減少す
る壊変（α壊変，β⁺壊変，軌道電子捕獲）は左下矢印（／）をもって表す．
また，原子番号の変化がないγ線の放出は下矢印（↓）を用いる．

5　壊変の法則

　放射性核種を観測していると，単位時間（dt）あたりに壊変する原子数
（dN）は，そこに存在する原子数（N）に比例する．比例定数をλ（ラムダ）
とすれば，

$$\lambda N = -\frac{dN}{dt}$$

となり，この微分方程式を積分すると，時刻$t=0$で$N=N_0$として，時間t経過
後の原子数$N(t)$は，

$$N(t) = N_0 e^{-\lambda t}$$

となる．なお，eは自然対数の底（≒2.72），λは壊変定数とよばれるもので，
原子核1個が単位時間に壊変する確率であり，核種によって決まっている定
数である．放射性核種の原子数が半分に減少するまでの時間を**半減期T**とい
い，壊変定数との関係は次のようになる．

$$T = \frac{\ln 2}{\lambda} = \frac{0.693}{\lambda}$$

これに対して $1/\lambda$ （$=1.44T$）の値を**平均寿命**という．

$N(t)$ について半減期 T を用いて表現すると，

$$N(t) = N_0 \left(\frac{1}{2}\right)^{\frac{t}{T}}$$

となる．

6 放射能と質量

放射能 A は，単位時間（dt）内に壊変する原子数（dN）をもって表され，単一核種の場合は放射能 A と質量 W との間に次の関係が成り立つ．

$$A = \lambda N = -\frac{dN}{dt} = \frac{0.693}{T} \times \frac{W}{M} \times 6.02 \times 10^{23}$$

$$W = \frac{T \times M}{0.693 \times 6.02 \times 10^{23}} \times A$$

M は原子質量，T は半減期を示し，6.02×10^{23} はアボガドロ定数である．放射能の単位は［Bq（ベクレル）］または［$\mathrm{s^{-1}}$］で，1 秒あたりに壊変する原子数で定義される．

7 自然放射線

自然放射線には，宇宙線のほかに，大地からの放射線，人体などに含まれる自然放射性物質からの放射線などがある．宇宙線は空気により遮蔽されているため，高度の高い地域で寄与が大きくなる．大地からの放射線はその地域の大地に含まれる放射能量によって変化する．自然放射線による被ばくは，世界平均で年間 2.4mSv である．

8 放射平衡

親核種（p）が放射性壊変によって娘核種（d）に変わり，娘核種も放射性壊変で孫娘核種に変わる**壊変系列**があり，次の **Bateman 式**で放射能を計算することができる．ただし，親核種の壊変定数を λ_p，娘核種の壊変定数を λ_d とする．

$$A_{d(t)} = A_{p(0)} \frac{\lambda_d}{\lambda_d - \lambda_p} (e^{-\lambda_p t} - e^{-\lambda_d t}) + A_{d(0)} e^{-\lambda_d t}$$

第 2 項は，初期値の $t=0$ のとき，娘核種の残存量となる．

放射能を A，原子数を N とすると，次のようになる．

放射能 $A(t) = \dfrac{dN(t)}{dt} = \lambda N(t)$ ：単位時間あたりの壊変数

壊変定数 $\lambda = \left(-\dfrac{dN(t)}{dt}\right) / N(t)$ ：単位時間あたりに壊変する確率

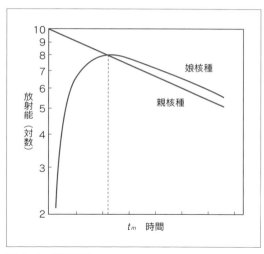

図 1-3　過渡平衡

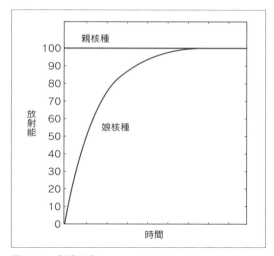

図 1-4　永続平衡

半減期 $T = 0.693/\lambda$

1）過渡平衡（$T_p > T_d$）

　親核種の半減期が娘核種の半減期に比べて長いとき，娘核種の放射能ははじめ 0 であるが，その後最大値に達し，親核種の半減期で減衰する（**図 1-3**）．

$$A_{d(t)} = A_{p(0)} \frac{\lambda_d}{\lambda_d - \lambda_p} (e^{-\lambda_p t} - e^{-\lambda_d t})$$

2）永続平衡（$T_p \gg T_d$）

　親核種の半減期が娘核種の半減期に比べて非常に長いとき，λ_p はほぼ 0 に等しく，親核種と娘核種の放射能の強さは変化しない（**図 1-4**）．

$$A_{d(t)} = A_{p(0)} (1 - e^{-\lambda_d t}) = A_{p(0)} \left[1 - \left(\frac{1}{2} \right)^{t/T_d} \right]$$

3）放射平衡の実際例

　ここで，^{99}Mo-^{99m}Tc ジェネレータによるミルキングの後，娘核種の比放射能が最大となる時間を考えてみる．

　^{99}Mo-^{99m}Tc ジェネレータから抽出される ^{99m}TcO$_4^-$（過テクネチウム酸イオン）は，唾液腺シンチグラフィや甲状腺シンチグラフィなど，そのまま使用する場合や，心筋血流（MIBI，テトロホスミン）シンチグラフィ，脳血流（HM-PAO，ECD）シンチグラフィ，消化管出血シンチグラフィおよび肺血流シンチグラフィなど，キット製剤との標識により臨床で使用されている．^{99}Mo-^{99m}Tc は過渡平衡という放射平衡関係をもっているが，平衡状態にかかわらず娘核種の比放射能が最大になる時間は，親核種の壊変定数を λ_p，娘核種の壊変定数

をλ_dとすると，次の式で計算することができる．

$$T_{max} = \frac{2.303}{\lambda_d - \lambda_p} \log \frac{\lambda_d}{\lambda_p} \qquad \lambda = \frac{0.693}{T}$$

T_{max}：娘核種の原子数が極大となる時間，　λ：壊変定数，　T：半減期

　この式より，^{99}Mo–^{99m}Tc ジェネレータにおいて娘核種の比放射能が最大となる時間は，約 23 時間となる．したがって，ジェネレータ納入後は次の使用状況を考慮のうえ 24 時間前にミルキングしておくとよいことになる．

Ⓥ 光子と物質の相互作用

1　単一エネルギー光子（γ線など）の減弱
　γ線などの単一光子の減弱には次の 2 つの過程がある．

1）距離の逆二乗則
　空気中における光子の減弱や散乱が無視できる場合，光子の強度は線源からの距離の二乗に反比例して減弱する．線源強度 I_0，線源からの任意の距離 d，距離 d における線源強度 I とすると，次の関係式が成り立つ．

$$I = \frac{I_0}{d^2}$$

2）物質による減弱
　光子と物質の相互作用は放射性壊変と同じように確率現象であるため，通過した物質の厚さとともに指数関数で減弱する．入射光子量 I_0，物質の厚さ d，厚さ d の物質を通過した後の光子量 I とすると，次の関係式が成り立つ．

$$I = I_0 e^{-\mu d}$$

　ここで，μ（ミュウ）は**線減弱係数**［m^{-1}，cm^{-1} など］といい，単位長さあたりの相互作用する確率を表す．
　μ は光子エネルギーおよび減弱を受ける物質の原子番号や密度 ρ（ロウ）によって決まる．μ を物質の密度で除した値（μ/ρ）を**質量減弱係数** μ_m［m^2/kg，cm^2/g など］という．

2　光電効果
　光子が物質に入射して，その原子の軌道電子を原子から飛び出させてエネルギーを失う現象を光電効果といい，このとき飛び出す電子を**光電子**（photoelectron）という（**図 1-5**）．
　主な性質として，次のものがあげられる．
　① 原子核との結びつきが強い軌道電子ほど起こりやすい（K 殻軌道電子が

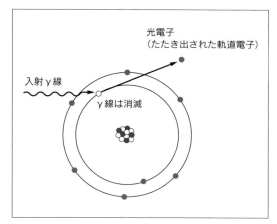

図1-5 光電効果

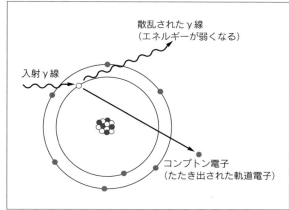

図1-6 コンプトン効果

最も起こりやすい）．
② 光電効果により生じた軌道の空位にほかの外殻軌道電子が落ちて充足され，特性X線やオージェ電子が放出される．
③ 自由電子では光電効果は起こらない．

3 コンプトン効果

　光子が電子と衝突して，そのエネルギーが電子の運動エネルギーと散乱された光子のエネルギーとなる現象をコンプトン効果という（**図1-6**）．主に結合の弱い外殻の軌道電子との**非弾性散乱**である．自由電子との散乱も含まれ，この場合，衝突前後においてエネルギーと運動量が保存される（**弾性衝突**）．
　主な性質として，次のものがあげられる．
① 電磁波の粒子性を示す現象である．
② **反跳電子**（コンプトン電子）と散乱光子は連続スペクトルである．
③ 散乱光子は入射光子のエネルギーが大きくなるほど，前方への散乱が多くなる（反跳電子は前方散乱のみ）．
④ 軟部組織における$100\mathrm{keV} \sim 10\mathrm{MeV}$の範囲の光子に関しては，コンプトン効果が主である．

4 電子対生成

　原子核の近くを通る$1.022\mathrm{MeV}$以上の光子は，原子核による強い電場の影響で，陰電子と陽電子の1対をつくって完全に消滅する．この現象を電子対生成という（**図1-7**）．光子が電子になる場合，電荷の保存則から陰電子と陽電子が1対生成することが必須であり，電子2個分の質量に相当する最低$1.022\mathrm{MeV}$のエネルギーをもつ光子でなければこの現象は起こらない．この$1.022\mathrm{MeV}$を**電子対生成のしきい値**という．
　主な性質として，次のものがあげられる．

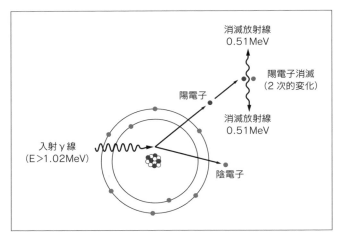

図 1-7　電子対生成

① 電子対生成のしきい値は 1.022MeV である.
② 連続スペクトルである.
③ しきい値以上のエネルギーでは対生成が急速に増加する.

Ⅵ 放射線量と単位

　放射線量と単位は，国際放射線単位・測定委員会（ICRU）で規定され，また，放射線防護量は，国際放射線防護委員会（ICRP）で定義されている.放射線と単位の関係を**表 1-4**にまとめ，そのなかから核医学でよく用いられる放射線量と単位を解説する.

ICRU：International Commission on Radiation Units and Measurements

ICRP：International Commission on Radiological Protection

1 放射能

　放射性物質に含まれる放射性核種の原子核が単位時間内にどれだけ壊変するかを表す量であり，単位は［Bq（ベクレル）］または［s^{-1}］が用いられる.放射能は時間とともに指数関数的に減少し，ある時間での放射能 A_0，半減期 T，経過時間 t としたとき，時間 t 後の放射能 A は，

$$A = A_0 \left(\frac{1}{2} \right)^{\frac{t}{T}}$$

となる.半減期は放射性核種ごとに異なり，^{99m}Tc であれば 6.01 時間となる.

 放射能の単位

以前は Ci（キュリー）が用いられ，$1Ci = 3.7 \times 10^{10}$ Bq で定義される.

2 照射線量

　空気中の光子（X 線，γ 線）の強度（**電離能力**）を表すもので，単位として［C/kg］が用いられる.1C/kg は，光子の照射により空気 1kg 中に発生する 2 次電子によりつくられたイオン対の電気量が 1C（クーロン）になるような線量となり，次の式で表される.

 照射線量の単位

以前は R（レントゲン）が用いられ，$1R = 2.58 \times 10^{-4}$C/kg で定義される.

表1-4　放射線量と単位

数値	単位	数値	単位
エネルギー	[eV] [J] [kg・m^2・s^{-2}]	線減弱係数	[m^{-1}]
放射能	[Bq] [s^{-1}]	質量減弱係数	[kg^{-1}・m^2]
比放射能	[Bq・s^{-1}] [s^{-1}・g^{-1}]	線エネルギー吸収係数	[m^{-1}]
線阻止能	[J・m^{-1}] [eV・m^{-1}] [kg・m・s^{-2}]	質量エネルギー吸収係数	[kg^{-1}・m^2]
質量阻止能	[J・kg^{-1}・m^2] [m^4・s^{-2}] [eV・kg^{-1}・m^2]	吸収線量	[Gy] [J・kg^{-1}]
線エネルギー付与，LET	[eV・m^{-1}] [J・m^{-1}] [kg・m・s^{-2}]	線量当量	[Sv] [J・kg^{-1}]
粒子フルエンス	[m^{-2}]	実効線量	[Sv] [J・kg^{-1}]
粒子フルエンス率	[m^{-2}・s^{-1}]	カーマ	[Gy] [J・kg^{-1}]
エネルギーフルエンス	[J・m^{-2}] [kg・s^{-2}]	照射線量	[C・kg^{-1}]
エネルギーフルエンス率	[J・m^{-2}・s^{-1}] [kg・s^{-3}]	W値	[eV] [J]

$$X = dQ/dm$$

　ここで，X は照射線量，dm は質量，dQ は質量 dm の空気が光子により電離し，生成した電子またはイオン対のどちらか一方の符号の電荷を示す．
　また，**照射線量率** $\dot{X}$ は，時間 dt の間における照射線量の増加 dX を dt で除した商として定義される．

$$\dot{X} = dX/dt$$

　γ 線放出核種について，空気中で q [Bq] の点線源から r [m] 離れた点における照射線量率を**照射線量率定数**で表すことができ，^{99m}Tc の場合，1.54×10^{-13}[C・m^2・kg^{-1}・MBq^{-1}・s^{-1}] である．

3　吸収線量

　放射線は，物質を直接または間接的に電離・励起してエネルギーを与える．ある物質が放射線から与えられるエネルギーが吸収線量 D であり，放射線や物質の種類によらず使用できる．物質の質量 dm，その物質が受けた放射線エネルギー dE とすると，次式のように表され，単位は [Gy（グレイ）] または [J/kg] を用いる．

$$D = dE/dm$$

4　等価線量

　放射線の生体における影響の大きさは，放射線の種類やエネルギーによって異なるために，吸収線量が等しくても被ばくの影響が同じとはかぎらない．放射線が人体に及ぼす影響の程度の違いを加味した被ばく線量指標が等価線量 H_T であり，単位は [Sv（シーベルト）] で表される．臓器・組織の平均吸収線

> **吸収線量**
> 以前は rad（ラド）が用いられ，1rad = 0.01Gy で定義される.

> 等価線量，実効線量の算出方法：第8章II-1-3）防護量，p.98を参照.

量 $D_{T,R}$ を**放射線加重係数** W_R で重み付けしたものとして，次の式で表される．

$$H_T = \sum_R W_R \cdot D_{T,R}$$

5　実効線量

実効線量 E は，一個人の**全身的な被ばく線量**を表し，単位として［Sv（シーベルト）］が用いられる．各臓器・組織の等価線量に対し，臓器・組織の種類による影響の大きさの違いを加味し，総和として全身のリスクを表した線量概念である．臓器・組織により確率的影響（がんおよび遺伝的影響）の生じやすさが異なることを考慮するための**組織加重係数** W_T を用いて次の式で表される．

$$E = \sum_T W_T \cdot H_T$$

6　線量当量

放射線の種類による生物に対する影響の違いを加味して，同じ数値なら同じ生物学的影響を与えるようにしたものが線量当量 H で，単位として［Sv（シーベルト）］が用いられる．組織の吸収線量 D と放射線の性質による生物学的影響の強さを表す**線質係数** Q から次式で計算される．

$$H = DQ$$

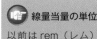

線量当量の単位
以前は rem（レム）が用いられ，1rem ＝ 0.01Sv で定義される．

7　個人線量当量

人体のある指定された点での深さ d［mm］における実用量 $H_p(d)$ で，単位は［Sv（シーベルト）］を用いる．対象組織ごとに深さに対応して $H_p(10)$ および $H_p(0.07)$ と表され，$H_p(10)$ は **1cm 線量当量**と称して実測できない実効線量の代わりとして，$H_p(0.07)$ は **70μm 線量当量**と称され皮膚等価線量の代わりとして用いられる．眼の水晶体等価線量は $H_p(10)$ または $H_p(0.07)$ のうち高い方を用いる．

8　周辺線量当量

放射線の入射方向に依存しない測定にかかわる計測量を，密度 1g/cm³ の軟部組織等価物質でできた直径 30cm の球（ICRU 球）の表面からの深さ d［mm］の位置で定義し，周辺線量当量 $H^*(d)$ と表す．1cm（10mm）深さの位置に対しては **1cm（周辺）線量当量** $H^*(10)$ とよぶ．

9　方向性線量当量

β線や軟 X 線による眼の水晶体などの被ばくなど，深さや入射方向についても評価する必要がある場合の量として定義し，方向性線量当量 $H'(d,\ \alpha)$（d は深さ，α は入射角度）と表す．主に皮膚や眼の水晶体（深さ 0.07mm およ

び 10mm の位置）の線量を対象として，それぞれ $H'(0.07)$ および $H'(10)$ と表される．これらの深さ位置での方向性線量は，実効線量との基本的な関係はなく，着目する組織の線量（等価線量）に対応する．

10　カーマ

非荷電粒子（γ 線，X 線，中性子線など）の強度を表す単位で，吸収線量と同じ［Gy（グレイ）］または［J/kg］を用いる．ある物質の単位質量あたりに非荷電粒子によって生成されたすべての荷電粒子（二次荷電粒子）の初期運動エネルギーの総和である．微小領域を占める物質の質量を dm，この領域内で発生した二次荷電粒子の初期運動エネルギーの総和を dE_{tr} とすると，カーマ K は次式で表される．

$$K = dE_{tr}/dm$$

11　空気カーマ率定数

γ 線放出核種において，空気中で 1Bq の点線源から 1m 離れた点におけるカーマ率（Gy/s）を表す量で，単位は［Gy・m^2/s・Bq］を用いる．

第2章 放射線の測定

　核医学で利用される放射線測定の目的は，放射線の種類，エネルギー，放射能などを知ることであり，測定装置，測定方法を習熟したうえで測定することが望まれる．本章では，最適な測定方法を選択できるように，放射線関連装置，放射線検出器の原理，特性について解説する．

Ⅰ 放射線検出器の原理

　放射線は人の五感では直接感じ取れないので，放射線と物質の相互作用を利用し，検知できる量に変換して測定する．現在，放射線の測定には多くの測定器が開発，使用されている．放射線の検出に利用される主な現象と検出器を**表2-1**に示す．

1 気体の電離作用を利用した検出器

　放射線が気体中を通過するとき，その電離作用によって発生するイオンを電極に収集し，電気信号に変えて放射線を検出する．この原理に基づく検出器として，電離箱，比例計数管，GM計数管があり，イオン対のでき方に違いがある．

表2-1 放射線検出器と原理

原理		検出器	作用物質
気体の電離作用		電離箱 比例計数管 GM計数管	空気 PRガス（アルゴン＋メタン） Qガス（ヘリウム＋イソブタン）
固体の電離作用		半導体検出器	シリコン，ゲルマニウム
発光現象	（蛍光）	シンチレーション検出器 液体シンチレーション検出器	NaI(Tl)結晶 PPO, butyl-PBD, bis-MSB
	（蓄光誘導）	熱ルミネセンス線量計（TLD） 蛍光ガラス線量計 光刺激ルミネセンス線量計（OSLD） イメージングプレート	LiF, Mg_2SiO_4, $CaSO_4$ 銀活性リン酸塩ガラス $\alpha-Al_2O_3 : C$ $BaFBr : Eu^{2+}$
写真作用		原子核乾板 フィルムバッチ	写真乳剤 フィルム
その他		化学線量計 アラニン線量計 霧箱	$Fe^{2+} \rightarrow Fe^{3+}$, $Ce^{4+} \rightarrow Ce^{3+}$ $CH_3CH(NH_2)COOH$

1) 電離箱

　放射線によって生じたイオン対をすべて電極に集め，電荷量として測定する．主に放射線防護用の計数器として，空洞電離箱，電離箱サーベイメータ，キュリーメータ，ポケット線量計，ガスモニタなどで利用されている．

2) 比例計数管

　ガス増幅を利用することによって十分な電荷が集まるため，個々の荷電粒子によるパルスを計数できる．安定したガス増幅を得るために，PR ガスなどの特殊ガスが用いられ，使用するガスによっては α 線を計測することができる．

PR ガス
90％のアルゴンガスと
10％のメタンガスの混合
気体．

3) GM 計数管

　ガス増幅を最大限に利用した計数器で，高電圧を印加して，放射線によって生じたイオンを最大限に増幅し，放射線の種類やエネルギーに無関係に一定のパルス波高が得られる．エネルギー解析はできないが，定量性があり，安価なため非常によく使用されている．計数ガスはアルゴンなどの不活性ガスを主体に，ガス増幅作用を適度に抑えるクエンチングガスとして，有機ガスやハロゲンガスを少量混入したものが多い．計数時の注意点として，分解時間が 10^{-4} 秒と長く，高計数率のものでは**数え落とし**が生じるために補正する必要がある．さらに高計数率にすると，イオンのさやが取り除かれる暇がなくなり，逆に計数率が下がる**窒息現象**が生じる．

分解時間
放射線が入射し，次の放射
線が再び計測できるように
なるまでの時間．

数え落とし
放射線が入射し，一次イオ
ン対が生成してもカウント
されないこと．

2　固体の電離作用を利用した検出器（半導体検出器）

　半導体検出器には，Ge（ゲルマニウム）や Si（シリコン）の半導体を用いた PN 接合や，高純度型および化合物半導体として CdTe，CZT（CdZnTe）などがある．半導体検出器はそれ自身に増幅作用はないが，半導体のイオン対生成に必要なエネルギーは Si で3.8eV，Ge で3.0eV と気体（平均30eV）に比べて小さく，固体であることから密度が大きいので，計数するのに十分な出力パルスが得られる．検出効率が高く，エネルギーに対する比例性もよく，エネルギー分解能がきわめて優れている．しかし，高エネルギー分解能を得るためには使用時に液体窒素で冷却する必要がある．低エネルギー分解能でよい場合は，常温またはペルチェ素子による冷却で使用可能である．

ペルチェ素子
直流電流を流すことによっ
て熱を移動させる効果のあ
る熱電変換デバイスで，冷
却と加熱および温度制御を
行うことができる半導体素
子．

3　蛍光作用を利用した検出器

　無機や有機のシンチレータは，放射線により電離や励起したエネルギーを与えると発光し，その光を光電子増倍管で光電子に変換し，増幅した電気パルスとして測定器で計測する．シンチレーション検出器，熱ルミネセンス線量計（TLD），蛍光ガラス線量計，光刺激ルミネセンス線量計（OSLD）などに利用されている．

1）シンチレーション検出器（図2-1）

　放射線により発光する物質（シンチレータ）と光電子増倍管の組み合わせにより放射線を検出する装置で，光子（X線，γ線）にはNaI(Tl)などの無機シンチレータ，低エネルギーβ線には液体シンチレータ，α線にはZnS(Ag)シンチレータが用いられる．

2）熱ルミネセンス線量計（thermo luminescence dosimeter；TLD）（図2-2）

　LiF，CaF_2，Mg_2SiO_4，$CaSO_4$などの結晶体に放射線を照射すると，その吸収エネルギーが結晶体内に蓄積される．その後，数百℃で加熱すると，吸収線量に比例して蛍光を発する．この結晶体は**熱ルミネセンス素子**ともいい，線量範囲は，$10\mu Sv$以下の微小な線量から数Svまでの広範囲な線量を測定できる．卓上に置ける大きさの装置で短時間かつ簡便に読み取り操作ができるが，一度読み取りに失敗すると，再度読み取ることができないので注意が必要である．

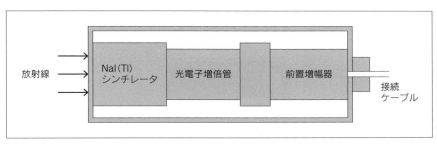

図2-1　シンチレーション検出器の構造

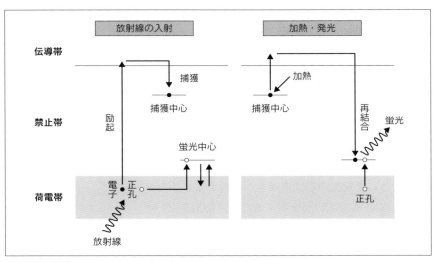

図2-2　熱ルミネセンス線量計の原理図

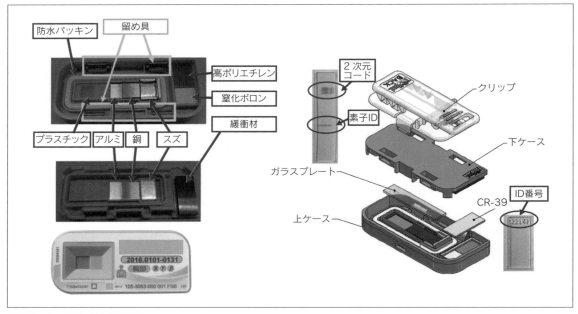

写真2-1　蛍光ガラス線量計

（千代田テクノル社）

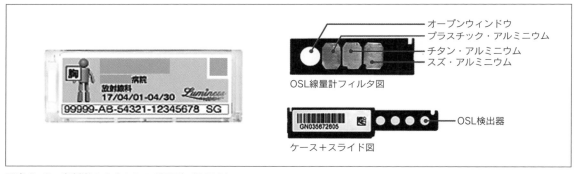

写真2-2　光刺激ルミネセンス線量計（OSLD）

（長瀬ランダウア社）

3）蛍光ガラス線量計（写真2-1）

　銀活性リン酸塩ガラスに放射線が照射されると蛍光中心が形成され，紫外線で刺激することで橙色の蛍光を発する（**ラジオフォトルミネセンス**）．この蛍光量は放射線照射量に比例し，放射線照射により生じた蛍光中心は，読み取り操作によって消滅せずに何度でも繰り返し測定することができる．また，400℃で1時間程度の加熱処理によって蛍光中心は消滅し，再利用することができる．測定は，蛍光中心が飽和するまでに時間を要するため，照射後24時間放置して行う．

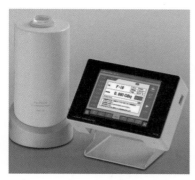

写真 2-3　ウェル型電離箱放射能測定
装置（キュリーメータ）
（日本レイテック社）

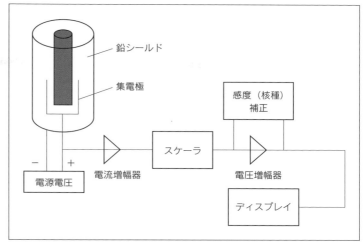

図 2-3　ウェル型電離箱放射能測定装置の構造

4）光刺激ルミネセンス線量計（optically stimulated luminescence dosimeter；OSLD）（写真 2-2）

　炭素を添加した α 酸化アルミニウム（α-Al_2O_3：C）に放射線を照射すると，放射線によって励起された電子が格子欠陥に捕獲され，準安定状態になる．これに光刺激を加えると照射線量に比例した蛍光を発する（**光輝尽性発光**）．この線量計は，高い検出感度，広い測定範囲，良好なエネルギー特性を有し，繰り返し測定できる．さらに，機械的に堅牢で小型，軽量，安価のため広く利用されている．

4　写真作用を利用した検出器

　写真乳剤に放射線を照射し，これを現像処理してその黒化度を測定することで線量を測定することができ，また，その画像から線量分布を知ることができる．これを利用した検出法には，X線写真撮影，オートラジオグラフィ，フィルム線量計（フィルムバッチ）がある．

Ⅱ　放射線計測機器

1　試料測定機器

1）ウェル型電離箱放射能測定装置（写真 2-3，図 2-3）

　キュリーメータまたはドーズキャリブレータともよばれ，検出器にウェル型（井戸型）電離箱が用いられる．γ 線が高電圧印加された電離箱内に入射すると，電離箱内ガスの電離作用で電子と陽イオンが発生し，それぞれが電極に集まることで電離電流を検出できる．電流値と入射 γ 線は比例関係にあることから，その関係を利用して放射能を測定することができる．電離によって生じる電子と陽イオン数は，放射性核種の放射線エネルギーで異なるので，核種ごと

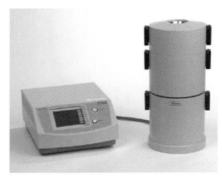

写真 2-4　NaI(Tl)ウェル型シンチレーション検出器

（日本レイテック社）

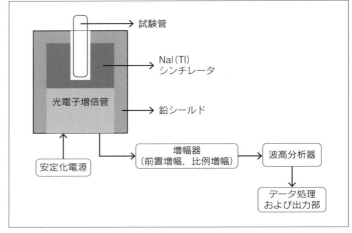

図 2-4　NaI(Tl)ウェル型シンチレーション検出器の構造

の感度係数が組み込まれ，補正されている．測定範囲は 10kBq 〜 200GBq で，測定精度は ±5％，再現性は ±1％程度である．

2）NaI（Tl）ウェル型シンチレーション検出器（写真 2-4，図 2-4）

　血液，尿などの小容量の液体・固体試料の中に含まれる γ 線放出核種の量を測定する装置で，幾何学的に高い検出効率（約 70％）をもち，微量の放射能を正確に測定することができる．シンチレータの直径は約 5cm（^{125}I 専用では約 2.5cm）が主に用いられるが，近年では直径を約 7.5cm に大きくすることによりさまざまな試験管やバイアルに対応できるようになっている．分解時間が 10^{-6} 秒程度のため，$4×10^{5}$cpm 以上の計数率では数え落としが発生し，真値より低値を示す（図 2-5）．複数の試料を測定する場合は，試験管の材質や液量をそろえて測定しなければ，容積による幾何学的変化と試料自体の自己吸収が異なり，計数率に誤差が生じるので注意が必要である．

3）液体シンチレーション検出器（写真 2-5，図 2-6）

　^{3}H（18keV），^{14}C（156keV）などの**低エネルギー β 線核種**の測定に用いられ，測定試料を液体シンチレータ中に溶解して計測することから，試料自体の自己吸収，散乱などの計数誤差が少ない測定法である．また，測定試料は液体シンチレーションに囲まれているので，4π 計測が可能で高い計数効率（^{3}H：60％，^{14}C：90％以上）が得られる．さらに，ほかの測定手法にみられる検出部窓やシンチレータと測定試料間の空気層などによる放射線吸収がなく，分解時間は 10^{-7} 秒程度のためにほとんど数え落としがない．

　液体シンチレーション溶液は，溶媒に溶質を溶かし込んだもので，溶媒にはトルエン，キシレンなどが用いられる．蛍光体である溶質は，第 1 溶質として PPO や butyl-PBD，第 2 溶質として POPOP，DMPOPOP がある．放射線

検出効率：Ⅳ-2 放射能測定，p.28 を参照．

 cpm

count per minute の 略で，1 分あたりのカウントを表す．

計数効率：Ⅳ-2 放射能測定，p.28 を参照．

 溶質

第 1 溶質では，放射線を光信号に変換（蛍光物質）し，第 2 溶質では，その光信号を光電子増倍管の最高感度の波長までずらす（波長シフト）役割がある．第 1 溶質の PPO，butyl-PBD と，第 2 溶質の POPOP，DMPOPOP はそれぞれ，P：phenyl，O：oxazole，B：biphenyl，D：1,3,4-oxadiazole，M：methyl を示す．

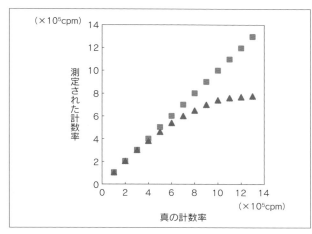

図 2-5　NaI(Tl)ウェル型シンチレーション検出器の計数損失
■ 理想の計数率，▲ 実際の計数率.

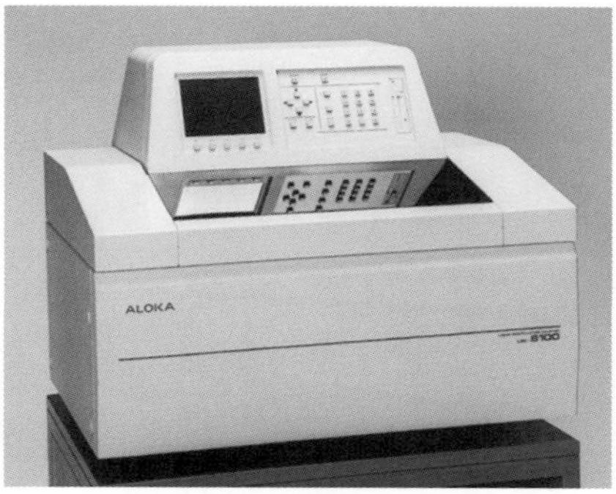

写真 2-5　液体シンチレーション検出器

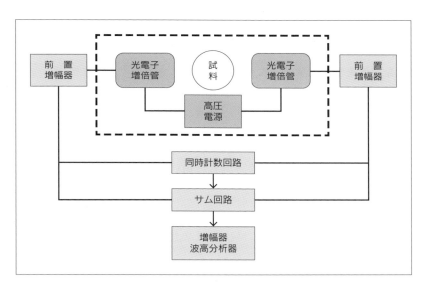

図 2-6　液体シンチレーション検出器のブロック・ダイアグラム

エネルギーが溶媒，溶質，光電子増倍管に移行する過程で**クエンチング**という
消光作用が生じ，クエンチングが生じると，①エネルギーの損失，②溶質の蛍
光量または光電子増倍管への光の減少，③パルス波高の減少，④波高分布の低
エネルギー側へのシフト，⑤計数効率の低下が引き起こされる．クエンチング
は，内部標準線源法，チャネル比法，外部標準線源法，外部標準線源チャネル
比法を用いることで補正することができる．

4）クロマトスキャナ

　カラムから流出した液体または気体を連続して測定する装置や，1次元また
は2次元に分離された濾紙や薄層に吸着した試料を自動的に GM 計数管など

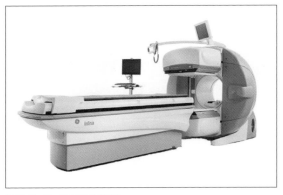

写真 2-6　SPECT 装置

（GE ヘルスケア・ジャパン社）

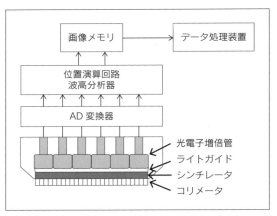

図 2-7　シンチカメラ・SPECT 装置の構造

で読み取る装置があり，標識化合物などの分析に利用されている．

5）ラジオルミノグラフィ（イメージングアナライザ）

　ラジオアイソトープ（RI）から放出される β 線や γ 線のエネルギーをイメージングプレートなどの輝尽性発光体をシート状にしたイメージングスクリーンで取り込み，放射能分布を画像化したものである．放射能定量も可能であることから，近年は多く使用されるようになっている．輝尽性発光体は $BaFBr : Eu^2$ が用いられ，潮解性があるが，発光特性には影響しないとされている．また，イメージングスクリーンは，放射能の強いアイソトープ（^{32}P，^{125}I など）の検出に用いる BI，弱いアイソトープ（^{14}C，^{35}S など）に用いる CS などがあり，これらの性質が最終的な画質を決定する．

2　体外測定装置
1）シンチカメラ，SPECT 装置（写真 2-6）

　投与された放射性医薬品の体内分布を平面像（planar image）またはシングルフォトン（単光子）放射断層撮影（SPECT）像として得ることができる．装置は検出器数や対象臓器で分類され，検出器数は 1 〜 4 個またはリング型があり，2 検出器が最も汎用的な装置で，リング型は頭部専用機として用いられる．シンチカメラおよび SPECT 装置は，コリメータ，シンチレータ，ライトガイド，光電子増倍管，波高分析器および位置演算回路などから構成される（図 2-7）．

（1）コリメータ

　放射性医薬品投与後に体内から放出される放射線は，あらゆる方向から検出器に入射され，放射位置を正しく検出することができない．コリメータは検出器に対して指向性をもたせ，一定方向からの X・γ 線だけを入射させる．一般的に鉛で製造され，放射性核種のエネルギー，感度・分解能および形状によりさまざまな種類があり，使用目的に応じて使い分けている．

SPECT : single photon emission computed tomography

（2） シンチレータ

　入射した X・γ 線との相互作用（主として光電効果）によりそのエネルギーを吸収し，吸収エネルギーに比例した蛍光を発する．一般的に用いられている 3/8 インチの NaI（Tl）シンチレータにおける光電吸収検出効率は，^{99m}Tc で約 90%，^{201}Tl でほぼ 100%，^{123}I で約 85% となる．また，NaI（Tl）は潮解性があり，1 時間に 3℃ 以上の温度変化でひび割れが生じる．したがって，空気に触れないようにアルミニウムやガラスなどで密閉し，室温管理する必要がある．

（3） ライトガイド

　シンチレータより発した光を光電子増倍管に伝えるもので，光学的透過性の高いガラスやアクリルが用いられる．

（4） 光電子増倍管

　シンチレータ上に 16 〜 64 本配列され，光を電気信号に変換するために使用される．発光波長に対して最も量子効率の高いバイアルカリ光電面（Sb-Rb-Cs，Sb-K-Cs）のものが使用され，約 10^6 〜 10^7 に信号を増幅させる．出力パルス波高値は，光電子増倍管に入射した光の強さに比例しており，すべてを加算した出力は入射 X・γ 線エネルギーに相当する．

（5） 波高分析器

　光電子増倍管より出力したすべての信号をエネルギー信号（Z 信号）として取り出し，光電ピークに設定したエネルギーのみ取り出す．

（6） 位置演算回路

　光電子増倍管の出力の大小から X・γ 線の入射位置を計算により求め，位置信号（X，Y 信号）として出力する．ディレイライン方式と抵抗マトリックス方式があるが，計数時間が短い抵抗マトリックス方式が主に使用されている．

2） PET 装置

　ポジトロン（陽電子）放射断層撮影（PET）は，β^+ 壊変により原子核から放出された**ポジトロン**の後続過程で生じる**消滅放射線**を利用したもので，頭部専用，乳房専用，全身用などさまざまな種類が存在する．ポジトロン放出核種は，^{11}C（半減期 20 分），^{13}N（半減期 10 分），^{15}O（半減期 2 分），^{18}F（半減期 110 分）などの生体構成元素で，アミノ酸やブドウ糖代謝などさまざまな生理代謝機能を画像化することができる．

　現在使用されている PET 装置は，シンチレーション検出器をリング型に配置し，同時計数回路により検出し，信号とみなす．シンチレーション検出器には，BGO，LSO，GSO などが用いられ，SPECT 装置で用いられる NaI(Tl) と比較して**表 2-2** のように特性が異なる．一般的に実効原子番号および密度が高く，蛍光減衰時間が短いシンチレーション検出器が優れており，現在は主に LSO が用いられている．

PET : positron emission tomography

BGO, LSO, GSO

これらは PET 装置で用いられるシンチレータで，BGO は $Bi_4Ge_3O_{12}$，LSO は Lu_2SiO_5，GSO は Gd_2SiO_5 の結晶である．

表 2-2 主なシンチレーション検出器の特性

	NaI(Tl)	BGO	LSO	GSO
実効原子番号	51	74	66	59
密度（g/cm³）	3.67	7.13	7.4	6.71
発光量（相対値）	100	15	75	25
蛍光減衰時間（ns）	230	300	40	60

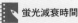

蛍光減衰時間

シンチレータに入射した放射線が光に変換され，その光が消失するまでの時間．

3）半導体 SPECT および PET 装置

半導体検出器には CdTe，CZT（CdZnTe）が用いられ，NaI(Tl) シンチレータと異なり，放射線を直接電気信号に変換することができる．さらに，エネルギー分解能が 3 ～ 5% と高く，散乱線の少ないコントラストのよい画像を得ることができる．また，各検出素子が独立して X・γ 線を検出しているために，計数率特性がよい．現在，全身用に加え心臓専用装置も販売されている（**写真2-7**）．

4）生検用ガンマプローブ（写真 2-8）

主に手術室環境で使用されることから小型でシンプルな形状になっており，乳がんや悪性黒色腫などのセンチネルリンパ節の同定に用いられる．手術中に患者の開創部に検出器を挿入して，センチネルリンパ節を検索する．

センチネルリンパ節：第5章 p.54，側注を参照．

5）レノグラム装置（写真 2-9）

両腎臓の放射能の経時的変化を測定する装置で，指向性のある 2 つのシンチレーション検出器を使用して時間放射能曲線から**分腎機能**を定性的に評価することができる．現在では，シンチカメラによる分腎機能の定量評価が主流となっている．

レノグラム：第6章 I-8 腎・泌尿器系，p.70を参照．

6）甲状腺放射性ヨウ素摂取率測定装置（写真 2-10）

Na^{123}I が甲状腺に集まることを利用して，その集積量から甲状腺機能を測定する．甲状腺放射性ヨウ素摂取率測定では，基準投与量の測定が必要で，人体と同条件とするために頸部用ファントムが用いられる．現在では，シンチカメラによる甲状腺放射性ヨウ素摂取率測定が主流となっている．

甲状腺放射性ヨウ素摂取率：第6章 I-4-(1) 放射性ヨウ素摂取率，p.66を参照．

3　放射線管理用測定器
1）サーベイメータ（写真 2-11）

サーベイメータは，放射線の漏洩線量，汚染の有無の確認などに使用される可搬型の放射線測定器であり，測定対象となる放射線の線質や線量率に応じ，電離箱式，GM 計数管式，シンチレーション式を選択する必要がある．電離箱式，GM 計数管式では通常［μSv/h］で表示されるが，シンチレーション式では［cps］であるために線量当量率測定には用いられない．また，1cm 線量

cps

count per second の略で，1 秒あたりのカウントを表す．

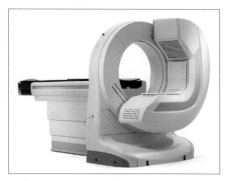

写真 2-7　心臓専用半導体 SPECT 装置
（GE ヘルスケア・ジャパン社）

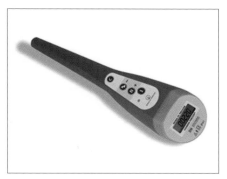

写真 2-8　生検用ガンマプローブ
（荏原実業社）

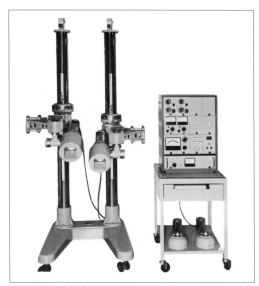

写真 2-9　レノグラム装置

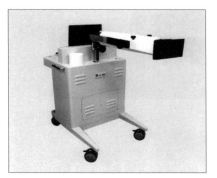

写真 2-10　甲状腺放射性ヨウ素摂取率 測定装置
（安西メディカル社）

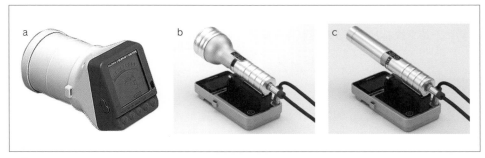

写真 2-11　サーベイメータ
（日本レイテック社）

a：電離箱式，b：GM 計数管式，c：シンチレーション式．

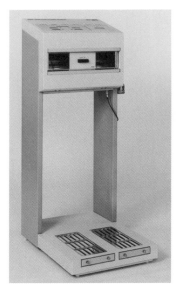

写真2-12　ハンドフットクロス
モニタ

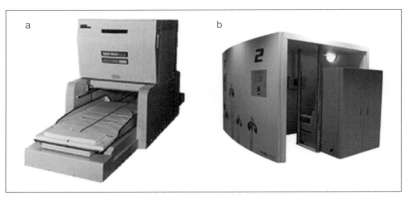

写真2-13　ホールボディカウンタ　　　　　　　　　　　　　　（富士電機社）
a：臥位式，b：座位式．

当量を計測できるのは電離箱式である．

2）ハンドフットクロスモニタ（写真2-12）

　手足，衣服の表面汚染を測定するために，汚染検査室などに常設する表面汚染測定器で，両手，両足についてそれぞれの検査部があり，両手足の汚染が同時に測定できるようになっている．GM計数管を用いたβ，γ線用のモニタが一般的である．

3）ホールボディカウンタ（写真2-13）

　全身の微量の放射能を計測するための装置で，体内の放射性物質の核種同定，放射能の定量，内部被ばく線量の評価を目的に使用する．外部からのγ線の影響を低減するために，鉛や鉄などでできた遮蔽体を備えている．

Ⅲ　放射線計測機器の保守管理

　近年，体外測定装置を用いた死亡事故が報告され，医療安全の気運が高まっている．わが国では2007年に医療法の一部改正が行われ，医療機器の保守点検の計画策定と適正な実施が義務づけられた．医療の質の維持，患者の安全確保をするには，日常点検，定期点検を実施する必要がある．本節では，日本画像医療システム工業会（JIRA）が作成したJESRA規格を中心に解説する．

表 2-3　シンチカメラおよび SPECT 装置の保守点検項目

性能点検項目		保守基準値	頻度
固有均一性（CFOV）	微分値	仕様値の 1.5 倍以内	毎月
	積分値		
SPECT 回転中心のずれ		0.5 ピクセル以内	毎月
SPECT 均一性		目視にてアーチファクトがないこと	6 カ月ごと

表 2-4　PET 装置の保守点検項目

性能点検項目	目的
Daily QC	PET 検出器の異常を確認
ノーマライズ クロスキャリブレーション	PET 検出器感度補正および PET 値の校正
SUV 確認	PET 装置とドーズキャリブレータ間の校正を確認

1　シンチカメラ，SPECT 装置

　シンチカメラおよび SPECT 装置の性能および安全性の保守点検方法と基準については，JESRA X-0051 * D-2021，X-0067 * C-2017，X-0071 * C-2017 で規定されている．保守基準値と点検頻度を表 2-3 に示す．また，日常点検として，エネルギーピーク，均一性および SPECT 回転中心のずれの目視確認が定められている．

2　PET 装置

　PET 装置の性能および安全性の保守点検方法と基準については，JESRA TI-0001 * C-2021，X-0073 * H-2023 で規定されている．保守基準値と点検頻度を表 2-4 に示す．また，standardized uptake value（SUV）の定量性を担保するために，定期的なクロスキャリブレーションが必要となる．

Ⅳ　放射線エネルギーと放射能測定

　放射線計測で日常的に行われている主な測定は，放射線エネルギー，線量，放射能を求めることである．

1　放射線エネルギー測定

　核医学検査で主に用いられる γ 線エネルギー測定には，NaI(Tl)シンチレーション検出器や半導体検出器が用いられる．NaI(Tl)シンチレーション検出器で測定した ^{99m}Tc のエネルギースペクトルを図 2-8 に示す．光電ピークの中心が γ 線エネルギーを表している．エネルギースペクトルが鋭いほどエネルギーは正確に求められる．γ 線エネルギーを識別できる最短幅をエネルギー分

SUV

standardized uptake value の略で，投与した RI が体内に均一に分布かつ排泄されない場合の組織を 1 とし，それに対して対象組織の放射能濃度が何倍であるかを示したもの．腫瘍の半定量的指標として用いられている．

光電ピーク

放射線検出器が入射した放射線のすべてのエネルギーを吸収した場合の全吸収ピーク．

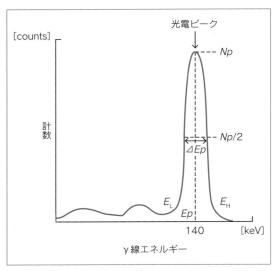

図2-8　^{99m}Tc のエネルギースペクトル

解能といい，光電ピーク（*Ep*）とピーク計数の 1/2 のエネルギー幅（*⊿Ep*）より次式のように計算される．一般的な NaI(Tl) シンチレータでは 8％程度である．

　　エネルギー分解能 ＝（*⊿Ep ／ Ep*）×100 ［％］

2　放射能測定

　放射能測定には，既知の放射能（標準線源）と同一条件で未知の試料を測定し，その計数率を比較する方法（比較測定法または相対測定法）と未知の試料のみの計数率を測定する方法（絶対測定法）がある．また，放射能測定は測定効率で補正され，測定効率は**計数効率**（counting efficiency）と**検出効率**（detection efficiency）に分かれる．計数効率と検出効率は次の式で算出できる．

　　計数効率 ［％］ ＝ $\dfrac{\text{単位時間の計数値（計数率）［cps］}}{\text{単位時間あたりの壊変数 ［Bq］}}$ ×100

　　検出効率 ［％］ ＝ $\dfrac{\text{単位時間の計数値（計数率）［cps］}}{\text{単位時間あたりに検出器に入射する放射線の数［cps］}}$ ×100

1）β線放出核種の測定

　β線測定には，GM 計数管または液体シンチレーション検出器が利用される．端窓型 GM 計数管を用いて絶対測定する場合の計数率 *R* ［cps］は次の式で表される．

　　R ＝ A・G・Fw・Fb・Fs・Fτ・ε

　ここで，*A* は未知の放射能，*G* は幾何学的効率，*Fw* は GM 計数管の吸収補正，*Fb* は後方散乱係数，*Fs* は試料の自己吸収補正，*Fτ* は数え落とし補正，

ε は検出効率である．液体シンチレーション検出器の場合は試料とシンチレータを混合して測定するので，$G=Fw=Fb=Fs=1$ となり，ほとんど補正の必要はない．

2) γ線放出核種の測定

γ 線測定には，NaI(Tl) シンチレーション検出器が利用され，計数率 R [cps] は次の式で表される．

$$R = A \cdot f \cdot \varepsilon$$

ここで，A は未知の放射能，f は γ 線放出率，ε は光電吸収検出効率である．光電吸収検出効率はシンチレータの直径，厚さおよび γ 線エネルギーなどで異なる．

Ⅴ 計数値と統計変動

放射性核種の壊変はランダムな事象であるので，同一試料であっても毎回同じ計数を得ることはむずかしい．したがって，計数値には統計変動を伴う．計数値 N のばらつきはポアソン分布に従い，ばらつきの標準偏差 σ は $\sqrt{N}$ で表される．

$$N \pm \sigma = N \pm \sqrt{N}$$

ある試料を測定器で t 分間計測したときの計数値を N とし，平均計数率を m [cpm] とすると，

$$m = \frac{N}{t}$$

で表され，これに標準偏差（σ）を加味すると，次のようになる．

$$N \pm \sigma = \frac{N \pm \sqrt{N}}{t} = m \pm \sqrt{\frac{m}{t}}$$

また，測定値の精度の指標となる相対的標準偏差（相対誤差）ε は次の式で表される．

$$\varepsilon = \frac{\sigma}{N} = \frac{1}{\sqrt{N}}$$

上記の式は，放射線計測で必ずついてくるバックグラウンド N_b について考慮されていない．したがって，真の計数値 N_A は，測定値 N_S から N_b を差し引かなければならないので，

$$N_A \pm \sigma = (N_S - N_b) \pm \sqrt{N_S + N_b}$$

となり，ここで時間 t_1 の計数値を N_1，時間 t_2 のバックグラウンドを N_2 とすると，真の計数率 R は，

$$R = \left(\frac{N_1}{t_1} - \frac{N_2}{t_2}\right) \pm \sqrt{\frac{N_1}{t_1^2} + \frac{N_2}{t_2^2}}$$

で表される．

AとBの2つの試料について，標準偏差をσ_A，σ_Bとしたとき，計数値の加減乗除は次のようになる．

和：$(A+B) \pm \sqrt{\sigma_A^2 + \sigma_B^2}$

差：$(A-B) \pm \sqrt{\sigma_A^2 + \sigma_B^2}$

積：$(A \cdot B) \pm (A \cdot B) \sqrt{\left(\dfrac{\sigma_A}{A}\right)^2 + \left(\dfrac{\sigma_B}{B}\right)^2}$

商：$(A / B) \pm (A / B) \sqrt{\left(\dfrac{\sigma_A}{A}\right)^2 + \left(\dfrac{\sigma_B}{B}\right)^2}$

放射線計数装置には分解時間があり，高計数率で計数する場合，数え落としがあるので注意が必要である．GM計数管およびシンチレーション検出器の補正式は次のようになる．

① GM計数管の場合

$$N_0 = \frac{N}{1-N\tau}$$

② シンチレーション検出器の場合

$$N = N_0 e^{-N_0 \tau}$$

ここで，N_0は真の計数値，Nは測定値，τは分解時間である．

第3章 検査法の分類

　放射性同位元素を用いた検査法は検体（試料）検査法と体外測定法に大別される．検体検査法には，患者に**放射性同位元素**を投与せずに検体を測定するものと，患者に**放射性同位元素標識物質**を投与したのちに検体を採取しそのカウントから指標を算出する方法がある．体外測定法は患者に放射性同位元素で標識したトレーサを投与し，体外から放射線測定装置によりカウント測定や，画像化を行い，特定の臓器機能などを求めるものである．

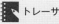

トレーサ

元素や化合物の生体内での動態を追跡するために目印として用いる物質．

Ⅰ 検体（試料）検査法

1 in vitro 検査法（ラジオアッセイ：radioassay）

第4章Ⅰ，p.33を参照．

　患者から採取された検体について，放射性同位元素（ラジオアイソトープ，RI）を用いて試験管内などで検体内の特定の物質量を測定する方法である．近年ラジオアイソトープの代わりに蛍光物質，酵素や，電気化学的変化で発光する物質を用いる方法が開発され，多く利用されている．これらの方法が飛躍的に発展したのは，ラジオイムノアッセイの開発が契機となっており，内分泌学の発展を支えた．ラジオアッセイには①〜⑤，RIを用いない検査法には⑥，⑦などがある．

　① 直接飽和分析法（direct saturation analysis；DSA）
　② 競合的蛋白結合測定法（competitive protein binding assay；CPBA）
　③ 放射免疫測定法（radioimmunoassay；RIA）
　④ 放射受容体測定法（radioreceptor assay；RRA）
　⑤ 免疫放射定量測定法（immunoradiometric assay；IRMA）
　⑥ 酵素免疫測定法（enzyme immunoassay；EIA）
　⑦ 電気化学発光免疫測定法（enzyme chemiluminescence immunoassay；ECLIA）

2 患者に放射性検査試薬を投与する検体検査法

第4章Ⅱ，p.37を参照．

　患者に放射性トレーサを投与し，検体（血液，血漿）を採取し，そのカウントから次の①〜④を算出する方法である．
　① 循環血漿量，血液量，血球量の測定
　　(a) 循環血漿量測定
　　(b) 循環赤血球量測定

② 鉄代謝（フェロカイネティクス：ferrokinetics），造血機能検査
③ 赤血球寿命の測定
④ 血小板寿命の測定

Ⅱ **体外測定法**（in vivo 画像診断法）

　放射性同位体で標識した，特異的な病態生理を反映するトレーサを患者に投与し，体外からその動態や分布を計測する方法．いわゆる核医学画像診断法である．用いる放射性同位元素として**シングルフォトン放出核種**と**ポジトロン放出核種**がある．

1　シングルフォトン放出核種による画像診断

　^{99m}Tc が最も多く臨床に用いられており標識化合物も多い．ほかには ^{201}Tl，^{67}Ga，^{123}I，^{131}I，^{111}In，^{81m}Kr がある．撮像法としては平面像（planar image）と断層像としての**シングルフォトン（単光子）放射断層撮影（SPECT）**がある．近年は SPECT に通常の X 線断層撮影（CT）装置を搭載した SPECT/CT 装置が普及してきており，融合画像による評価が定着しつつある．

第 5 章Ⅱ，p.44，第 6 章
Ⅰ，p.63 を参照．

SPECT：single photon
emission computed to-
mography

CT：computed tomog-
raphy

2　ポジトロン放出核種による画像診断

　いわゆる**ポジトロン（陽電子）放射断層撮影（PET）**検査であり，PET/CT 装置が標準となっている．^{18}F を用いた ^{18}F-FDG が検査のほとんどを占めている．ほかの核種としては ^{11}C，^{13}N，^{15}O がある．

第 5 章Ⅲ，p.55，第 6 章
Ⅱ，p.73 を参照．

PET：positron emission
tomography

第4章 検体検査法

Ⅰ in vitro 検査法（ラジオアッセイ）

in vitro 検査法は患者の血液などから得られた検体中の物質量を試験管内で測定するものであり，次のような種々の方法がある．

1 直接飽和分析法（direct saturation analysis；DSA）

概念 甲状腺ホルモンや鉄のように，血中において特異的な結合蛋白に結合した状態で存在する物質がある．不飽和部分の占める割合はその物質の血中濃度や生物学的活性に影響し，病態や生理状態を反映しており，これを知ることにより機能状態を把握する．

原理 RI で標識した物質の不飽和部分への取り込みを測定することで，その物質の量を間接的に知る方法である．この方法を用いることができるのは特異的結合蛋白が存在するものに限定される．また，結合蛋白の増減が測定値に影響を及ぼす．

例 この方法を用いている検査は，トリヨードサイロニン摂取率（T_3 レジン摂取率，T_3RU）と血清不飽和鉄結合能（unsaturated iron binding capacity；UIBC），総鉄結合能（TIBC）である．具体的には T_3RU の測定は，サイロキシン結合グロブリン（TBG）結合部位の甲状腺ホルモンの飽和状態を測定する方法である（図4-1）．甲状腺機能亢進症では正常者と比べ TBG 結合部位がより飽和されており，機能低下症ではより不飽和の状態にある．血清に RI 標識 T_3 を加えてその摂取率を測定することで，間接的に TBG の未結合部分を推定し，甲状腺機能を推定する．

2 競合的蛋白結合測定法（competitive protein binding assay；CPBA）

原理，測定法 ある種のホルモン，ビタミンなどは生体内で特異的に結合する蛋白質と結合して存在している．この特異的結合蛋白を利用して，測定したい検体と標識物質が競合的に結合することを利用して測定系を組むことができる．この方法では特異的結合蛋白濃度を一定にできる利点がある（図4-2）．

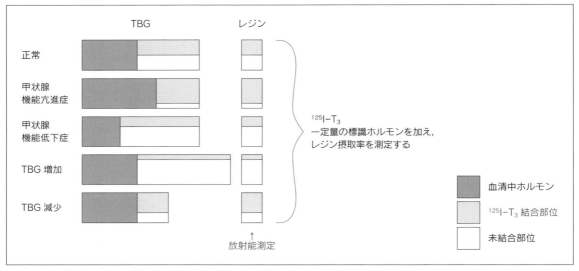

図 4-1　直接飽和分析法による T₃ 摂取率測定法
甲状腺機能はサイロキシン結合グロブリン（TBG）結合部位の甲状腺ホルモン飽和状態に比例する（■部分）．その血清に一定量の ^{125}I-T₃ を加えると，TBG の不飽和部分に結合するが，この結合割合をレジン摂取率として計測する．ただし，TBG が増減している病態では甲状腺ホルモンが一定でもそれぞれのレジン摂取率が減増するという欠点がある．

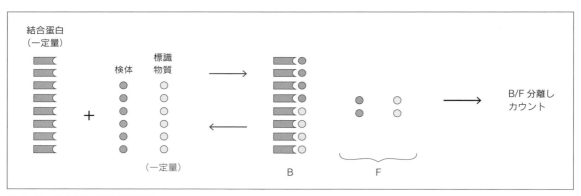

図 4-2　競合的蛋白結合測定法
一定量の結合蛋白に対して，その蛋白に特異的に結合する検体と一定量の RI 標識物質を加え反応させる．結合蛋白と反応し結合した B と遊離している F を分離し，それぞれ放射線をカウントする．これをあらかじめ種々の試料（検体）濃度で作成してある標準曲線と照らし合わせ，試料濃度を算出する．

3　放射免疫測定法（radioimmunoassay；RIA）

概念，原理　Yalow と Berson により 1959 年にインスリン測定法として開発された．競合的抗原抗体反応を利用したものであり，多様な物質が測定可能になっている．RIA の前提条件は 3 つあり，①測定したい物質と同じものが純粋な形で得られること，②その抗原性を変えずに RI で標識できること，③測定したい物質に対して十分に感度の高い抗体が得られることである．RI で標識した既知量の抗原とそれに対する抗体を反応させると両者の結合体が形成される．この反応系に測定したい検体（抗原）を添加すると競合反応により RI 標識結合体が減少する．検体（抗原）が多いほど RI 標識結合体は減少し，

 RIA
RIA により微量のホルモン測定が可能になったことで，内分泌学が飛躍的に発展した．この功績により Yalow は 1977 年度のノーベル生理学・医学賞を受賞した．Berson は 1972 年に没していたので受賞はならなかった．

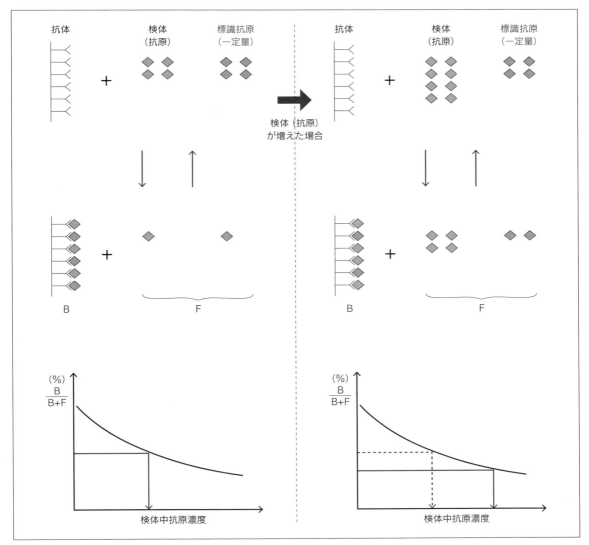

図 4-3　放射免疫測定法（RIA）
一定量の測定したい抗原に対する特異的抗体と一定量の標識抗原に測定したい検体（抗原）を加えると，検体と標識抗原が競合的に抗体と結合し平衡状態に達する．結合体（B）と遊離体（F）のカウントを計測する．あらかじめ作成された標準曲線を用い，BとFのカウントから検体中抗原濃度を算出する．

両者の間に一定の関係が成立する．結合体をB，非結合体（遊離抗原）をFとし，X軸に既知の種々の検体（抗原）の濃度をとり，Y軸に検体（抗原）を加えたときの B/(B+F)〔または B/F，B/B_0（B_0 は検体（抗原）の濃度0のときの総合カウント）〕をプロットした標準曲線を作成しておくことで，未知の検体（抗原）を測定系に加えた場合の B/(B+F) の値からその濃度を推定できる（図 4-3）．

　　B/F 分離　　抗体と結合した標識抗原（結合体，bound；B）と非結合標識抗原（遊離体，free；F）を分けることを B/F 分離という．抗原抗体反応を液

相で行い，その後 B,F を分離する方法と，抗体を不溶性物質にあらかじめ固定または結合させておき，抗原を反応させる固相法がある.

　① **液相で行う B/F 分離法**：2 抗体法，ポリエチレングリコール（PEG）法，吸着法などがある．2 抗体法は標識抗原と抗体の結合物を，その抗体に対する新たな抗体を加えることにより沈降させる方法である．PEG 法は抗体などの大分子蛋白が PEG の添加で不溶性となる性質を利用し分離する方法である．吸着法はデキストラン炭末，タルク，セルロース粉末などを用いて F を吸着し，遠心分離する方法である.

　② **固相法**：ガラス，セファデックス，セファローズ，プラスチックなどの固相に抗体を結合させておき，一定量の標識抗原と検体を反応させ B/F 分離を行う方法である．試験管内壁やビーズに抗体を結合させておけば，B/F 分離は洗浄のみで可能であり簡便であるのが利点である.

4　放射受容体測定法（radioreceptor assay；RRA）

　概念，原理　ホルモン，神経伝達物質，薬物などは標的細胞の**レセプター**に結合することで生物活性を発現する．RIA での抗体の代わりにレセプターを用いるのが RRA である．RIA では免疫活性に基づいて物質量が測定されるのに対して，RRA では生物活性を反映した測定が可能である点がユニークである.

　レセプターの解析　ホルモンなどのレセプターへの結合様式の解析も可能で，最大結合能や親和性も算出できる．これらの解析を通して，さまざまなレセプター異常症の病態解明（アンドロゲン，甲状腺ホルモン，コルチゾール不応症，家族性高コレステロール血症，A 型インスリン受容体異常症など）やホルモン療法（乳がん内分泌療法など）の効果予測などに役立っている.

　レセプター抗体の測定　レセプター抗体が病因となっている疾患が多くある．アセチルコリンレセプターに対する抗体の作用により筋力低下が起こる重症筋無力症，TSH 受容体抗体の刺激型，阻害型による甲状腺機能亢進症や低下症，インスリン受容体抗体による糖尿病などで，レセプター抗体の測定は重要な役割を果たしている.

5　免疫放射定量測定法（immunoradiometric assay；IRMA）

　概念，原理　RIA では RI で標識した抗原を用いた競合法で検体（抗原）を測定したが，IRMA は抗体を RI で標識し，非競合法にて検体を測定する方法である．抗体を固相化したチューブやビーズに検体（抗原）を加え，それに対して標識抗体を加えることで抗原を挟みつけるようにして測定する（サンドイッチ法，**図 4-4**）．標準曲線は RIA と異なり，抗原濃度の増加とともに結合カウントが増加するので右上がりとなる．測定方法としては，固相化抗体に検体と標識抗体を同時に混和する one step 法と，固相化抗体に検体を加え反応させてから内容液を洗浄し，さらに標識抗体を加え反応させる two step 法がある.

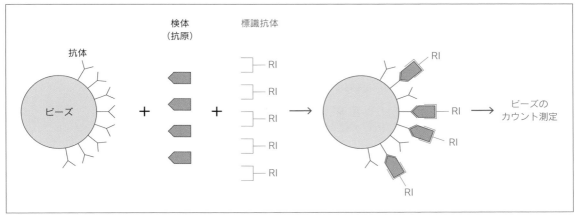

図 4-4　免疫放射定量測定法（IRMA，サンドイッチ法）

| 特徴 | 抗原の 2 カ所をそれぞれの抗体が認識するため，特異性を高めるために**モノクローナル抗体**を用いるのが一般的である．モノクローナル抗体の技術の確立により希望する抗原に対して自由に大量の抗体が作製できるようになり，施設，キット間での互換性がある．固相化抗体に結合した抗原を標識抗体で認識するために感度が高い．遠心分離などが不要で操作が簡便である．注意点としては，過剰の抗原が存在すると標識抗体が遊離した抗原にも結合し，抗原の高濃度域での結合率が低下することがあり，抗原量が過小評価される．これはフック現象とよばれ，one step 法で起こりやすい．

6　蛍光法（fluoroimmunoassay；FIA）との比較

| 原理 | RIA 等で用いる標識物質の放射性同位元素の代わりに紫外線を照射すると蛍光を発する蛍光物質で標識した測定法である．照射する紫外線は励起光とよび，その波長は蛍光物質により異なっている．放射性同位元素を用いないので，施設の制限がなく広く普及している．

Ⅱ　患者に放射性検査試薬を投与する検体検査法

1　循環血漿量，血液量，血球量の測定

1）循環血漿量測定

| 原理 | 血漿中にとどまる放射性トレーサを投与し，その希釈度から血漿量を求める希釈法を用いて計測する．放射能濃度 C_0 の血漿内に拡散するトレーサを容積 V_0 投与し，均等に血漿量 V_x に分布し濃度が C_x となったとすると，$C_0V_0 = C_x (V_0 + V_x)$ となる．したがって，$V_x = (C_0V_0/C_x) - V_0$ となる．V_0，すなわち投与するトレーサ容積は血漿量に比べ無視できるほど小さいため，血漿量は $V_x = C_0V_0/C_x$ と計算して実用上問題はない．

測定 ^{131}I-HSA (human serum albumin) を適宜希釈し，0.185〜0.74MBq を静注し，10〜15分後に採血し，オートウェルカウンターにて血漿中の放射能を測定する．

$$循環血漿量 [mL] = \frac{全投与放射能 [cpm]}{血漿1mLの放射能 [cpm]}$$

$$全投与放射能 [cpm] = 希釈した注射液 1mL あたりの放射能 [cpm] \times 希釈倍率 \times 注射量 [mL]$$

^{99m}Tc-HSA を用いても同じように測定可能である．

2）循環赤血球量測定

過去には ^{51}Cr 標識赤血球を用いた希釈法が行われたが，現在市販品がなく，直接測定する方法がない．そこで前述の循環血漿量から間接的に計算する．すなわち，

$$\frac{循環赤血球量}{循環赤血球量 + 循環血漿量} = 全身 Ht$$

の関係式を用いて求める（ただし，全身 Ht＝0.92 静脈血 Ht として計算する）．したがって，静脈血 Ht を Ht_v とすると，

$$循環赤血球量 = \frac{0.92Ht_v \times 循環血漿量}{1-0.92Ht_v}$$

で求めることができる．

2 鉄代謝（フェロカイネティクス），造血機能検査

原理 フェロカイネティクスとは，放射性鉄 ^{59}Fe を用いて体内での鉄の動態を調べるものであり，血漿鉄消失時間，血漿鉄交代率，赤血球鉄利用率を測定する．^{59}Fe を直接静注する方法と，トランスフェリンと結合させてから静注する方法がある．

(1) 血漿鉄消失時間 (plasma iron disappearance time；PID $T_{1/2}$)

^{59}Fe 投与 10 分後から数時間，数回の採血を行い，そのカウントの減少率から消失半減時間を求める．

(2) 血漿鉄交代率 (plasma iron turnover rate；PITR)

24 時間で血漿から組織に移行する鉄の総量をいう．

$$PITR [mg/day] = 血漿量 [mL] \times 血漿鉄量 [mg/mL] \times (0.693/PID\ T_{1/2} [hr]) \times 24 [hr]$$

(3) 赤血球鉄利用率

はじめの 1 週間は毎日，2 週目は隔日に採血を行い，赤血球への ^{59}Fe の移行をみる．

$$赤血球鉄利用率 [\%] = \frac{100 \times 赤血球量 [mL] \times 赤血球1mLあたりの計数値 [cpm]}{^{59}Fe\ 全投与計数値 [cpm]}$$

現状 ^{59}Fe は市販されておらず，検査は一般病院では施行困難である．

3 赤血球寿命の測定

原理 採血した赤血球を ^{51}Cr にて in vitro で標識した後に静注し，以後 1 週までは連日，さらに週 2 回程度の採血を 1 月後まで続け，放射能計測値を プロットし半減期を計算し，みかけの赤血球寿命として求める．

現状 ^{51}Cr は市販されておらず，検査は一般病院では施行困難である．

4 血小板寿命の測定

原理 赤血球寿命と同じく血小板も ^{51}Cr で標識可能である．^{111}In でも標識可能である．

現状 ^{51}Cr は市販されておらず施行困難である．^{111}In による標識も煩雑で実際にはほとんど行われていない．

第5章 in vivo 放射性医薬品

Ⅰ in vivo 画像診断用放射性医薬品

1　in vivo 画像診断に利用される放射性同位元素

　放射性医薬品（radiopharmaceutical）とは，法的には医薬品医療機器等法（旧薬事法）第2条第1項に規定される医薬品で，原子力基本法第3条第5項で定義される放射線を放出するものをいう．診断の目的で使用されている**放射性同位元素**（radioisotopes；RI）は，放出する放射線の検出上の問題，被ばく線量などとの関連において，次に述べる条件を満たす医療用核種に限られる．現在，核医学画像診断および治療に用いられている主な核種を**表5-1**に示す．

表5-1　核医学画像診断用および核医学治療（内用療法）用放射性医薬品に用いられる主な核種

	核種	半減期	壊変形式	γ線エネルギー（keV）	主な製造法と核反応
シングルフォトン放出核種（SPECT用）	^{67}Ga	3.3 日	EC	93, 185, 300	商用サイクロトロン　^{68}Zn$(p, 2n)^{67}$Ga
	^{81m}Kr	13 秒	IT	190	ジェネレータ　親核種 ^{81}Rb (4.6h) → ^{81m}Kr
	^{99m}Tc	6.0 時間	IT	141	ジェネレータ　親核種 ^{99}Mo (66h) → ^{99m}Tc
	^{111}In	2.8 日	EC	171, 247	商用サイクロトロン　^{112}Cd$(p, 2n)^{111}$In
	^{123}I	13 時間	EC	159	商用サイクロトロン　^{124}Xe$(p, 2n)^{123}$Cs → ^{123}Xe → ^{123}I
	^{131}I	8.0 日	β^-	364	原子炉　^{130}Te$(n, \gamma)^{131}$Te → ^{131}I
	^{201}Tl	3.0 日	EC	135, 167*	商用サイクロトロン　^{203}Tl$(p, 3n)^{201}$Pb → ^{201}Tl
ポジトロン放出核種（PET用）	^{11}C	20 分	β^+	511	院内サイクロトロン　^{14}N$(p, \alpha)^{11}$C
	^{13}N	10 分	β^+	511	院内サイクロトロン　^{16}O$(p, \alpha)^{13}$N / ^{12}C$(d, n)^{13}$N
	^{15}O	2.0 分	β^+	511	院内サイクロトロン　^{15}N$(p, n)^{15}$O / ^{14}N$(d, n)^{15}$O
	^{18}F	110 分	β^+	511	院内・商用サイクロトロン　^{18}O$(p, n)^{18}$F / ^{20}Ne$(d, \alpha)^{18}$F
	^{68}Ga	68 分	β^+	511	ジェネレータ　親核種 ^{68}Ge (270d) → ^{68}Ga

	核種	半減期	β/α線エネルギー（MeV）	最大飛程	主な製造法と核反応
β^-線/α線放出核種（内用療法用）	^{90}Y	64 時間	β^- 2.3	11mm	原子炉　^{89}Y$(n, \gamma)^{90}$Y
	^{131}I	8.0 日	β^- 0.61	2.4mm	原子炉　^{130}Te$(n, \gamma)^{131}$Te → ^{131}I
	^{177}Lu	6.6 日	β^- 0.50	2.2mm	原子炉　^{177}Yb (1.9h) → ^{177}Lu
	^{223}Ra	11 日	α 5.7	<0.1mm	ジェネレータ　^{227}Ac (22y) → ^{227}Th (19d) → ^{223}Ra

α：α壊変，β^-：β^-壊変，β^+：β^+壊変，EC：軌道電子捕獲，IT：核異性体転移．
β^-線の最大飛程は，放出割合の最も多いβ^-線エネルギーの組織中最大到達距離．
*：測定の対象となる放射線に Hg-X 線 (71, 80keV) がある．

1) 放射線の種類

　画像診断を目的とした検査には，体内で放出された放射線を体外測定するため，高い物質透過性と検出感度を示すγ線，X線などの電磁波が適している．γ線放出核種には，軌道電子捕獲（EC）や核異性体転移（IT）により単一のγ線を放出する**シングルフォトン（単光子）放射断層撮影（SPECT）**に用いる**シングルフォトン放出核種**と，β^+壊変により生じた陽電子が近傍の電子と結合することにより正反対方向に同時に放出される2本の消滅放射線を利用する**ポジトロン（陽電子）放射断層撮影（PET）**用**ポジトロン放出核種**がある．また，原子核の壊変の過程において放出される特性X線も検出の対象となる．

　一方，α線，β線は放射線障害作用が強いことから**核医学治療（内用療法）**に利用されるものの，画像診断には適さない．γ放射体のなかにはβ線も放出する核種もあるが，β線は被ばくの観点からは有害であるので，β線を放出するγ放射体は画像診断には適さない．β放射体は制動X線を利用して体外測定できるが，その利用は治療の場合に限られる．

EC：electron capture

IT：isomeric transition

SPECT：single photon emission computed tomography

PET：positron emission tomography

2) エネルギー

　γ線を検出対象とした場合，シングルフォトン放出核種のエネルギーは，検出器の感度特性から100〜200keVが望ましく，さらに単一エネルギーのγ線を放出するRIが理想的である．エネルギーの高いγ線は，コリメータの隔壁を貫通するためコリメーションが不十分なうえ，エネルギーが高いほど検出効率が悪くなる．高エネルギーγ線を効率的に測定するためには，コリメータの隔壁を厚くし，検出器の結晶を大きくしなければならない．反対に，γ線のエネルギーが低くなると，組織中で吸収される割合が大きくなって体外検出効率が低下する．一方，ポジトロン放出核種では，体外検出に陽電子由来の**消滅放射線**を利用するが，消滅する電子の質量に相当する511keVと一定のエネルギーの電磁波が同時に正反対方向に放出されることから，同時計数装置によって解像度や定量性に優れた画像を得ることができる特性を有する．

3) 半減期

　物理的半減期（half-life）が長いものは，被ばく線量を増大させるので望ましくなく，また極端に短ければ検査中に放射能が著しく減衰するため，測定操作上の制約が大きい．特にRIの運送途中における減衰も考慮すると，あまりに半減期の短いRIは使用することが困難である．

　放射平衡を利用した**ジェネレータシステム**により，半減期の短い核種でも娘核種として臨床の現場で容易に得られ，また半減期が数時間の放射性医薬品でも前日までに発注すれば注射液として調製されたものが入手できる．さらに**医療用サイクロトロン**を有する施設では，病院内でRIを製造することにより，半減期が数分の核種でも使用することが可能である．

放射平衡とジェネレータ：第1章 IV-8 放射平衡, p.6を参照．

2 in vivo 画像診断用放射性医薬品の特徴

放射性医薬品は，次に述べる点で一般の医薬品とは異なる特徴をもっている.

① 放射性医薬品は名称のとおり，放射能を有している. したがって，その取扱いを誤れば放射線障害を生ずる危険性があり，専用の測定器や特殊な取扱い技術が必要である.

② 放射性医薬品の放射能は，一定の物理的半減期に従って減衰するので，放射性医薬品としての効果は時間とともに減少する.

③ 診断用の放射性医薬品には医薬品としての薬理作用は期待されていない. 一般に放射性医薬品に利用する RI および標識化合物は無担体か，きわめて**比放射能**（specific activity）の高い状態で使用されている. もし，比放射能が低く，投与する分子数が多ければ，結合部位を飽和したり生体内の代謝に影響を与えることになり，その化合物本来の特異的な体内挙動を示さなくなる.

無担体の放射性核種 37MBq（1.0mCi）の質量 W [g] は次式によって計算することができる.

$$W=3.19\times10^{-13}T\cdot A$$

ここで，T は半減期 [h]，A は質量数である. この式によれば，37MBq（1.0mCi）の ^{123}I は 5.22×10^{-10}g（=522pg），^{131}I は 8.04×10^{-9}g（=8.04ng）であり，物質量としてはきわめて微量である.

3 in vivo 画像診断用放射性医薬品の品質管理

in vivo 放射性医薬品は直接人体に投与するものであり，他の医薬品と同様に**品質管理**（quality control；QC）が求められる. 特に，キットとよばれる調整用バイアルを購入し，病院内で標識して使用する場合には，使用前に品質管理を行う必要がある. 品質管理に必要な規格と試験法は，**日本薬局方**（局方）または**放射性医薬品基準**（放薬基）に収載されている. 放薬基は，医薬品医療機器等法（旧薬事法）の規定により，放射性医薬品ごとの規格，製法，性状，pH のほか，次の試験法を定めている. これらの試験において含有放射能を定量した場合，放射性核種は固有の物理的半減期に従って減衰するため，放射能は測定した日時とともに表示される.

1）確認試験

確認試験は，放射性核種の確認と標識化合物の化学的特性の確認のための試験である. 標識化合物については，次の純度試験で代用されることが多い.

2）純度試験

放射性医薬品の純度試験には，一般的な非放射性化合物としての化学的純度のほかに，放射能に関する放射性核種純度と放射化学的純度を測定する試験がある.

比放射能
（specific activity）

放射性医薬品や標識化合物の単位質量または単位モル数あたりの放射能を比放射能という. 単位には MBq/g や MBq/mmol が用いられる. 放射性核種の中に安定同位体（担体，carrier）が存在しない状態，すなわち 100% 放射性同位体の状態を無担体状態（carrier free）といい，このとき比放射能は最大となる. 一方，人為的に安定同位体を加えない状態を担体無添加状態（no carrier added；n.c.a.）というが，この際，比放射能を確認していない場合もあり，必ずしも無担体状態を示すものではない.

① **放射性核種純度**は，薬剤に含有される放射性核種の純度であり，確認試験に準じて行われる．

② **放射化学的純度**は，同じ放射性核種で標識された化合物の総放射能に対する目的の放射性化合物の割合であり，診断精度に大きく影響する．試験法には一般医薬品の純度試験と同様に，各種クロマトグラフィや電気泳動法，蛋白沈殿法などが用いられるが，それらの測定が放射能を指標に行われることが特徴である．

3）無菌試験，発熱性物質試験

in vivo 放射性医薬品のほとんどは注射剤であり，注射剤に対する試験に無菌試験と**発熱性物質試験**がある．局方に規定されている試験法のなかには時間がかかるものもあり，放射性医薬品は標識核種の物理的半減期に応じて放射能が減衰してしまう特殊性から，放薬基には短半減期の核種の場合には，試験完了前に出荷できるなどの措置が定められている．

Ⅱ シングルフォトン放出核種標識放射性医薬品（SPECT製剤）

以下に，代表的な放射性医薬品（**表5-2**）の概略を説明する．

1 脳神経系：脳機能診断薬
1）局所脳血流量（rCBF）測定剤
(1) ^{123}I-IMP（*N*-イソプロピル-*p*-ヨードアンフェタミン）（図5-1）

^{123}I-IMP は中性で脂溶性が高く，受動拡散により**血液脳関門**（blood-brain barrier；BBB）をすみやかに通過するフェネチルアミン誘導体で，初回循環でほぼ100%脳内に移行し，滞留時間が長いため，**局所脳血流量**（rCBF）の測定に適する．このような性質を有する化合物を**ケミカルマイクロスフェア**（chemical microsphere）とよぶ．

(2) ^{99m}Tc-HM-PAO（ヘキサメチルプロピレンアミンオキシム）（図5-1）

^{99m}Tc-HM-PAO は中性かつ脂溶性の錯体で，**血液脳関門**（BBB）を容易に透過した後，脳内でグルタチオン依存的に膜透過性の低い水溶性化合物に分解

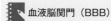

図5-1　局所脳血流量（rCBF）測定剤

> **発熱性物質（pyrogen）**
> 静脈注射により悪寒を伴う体温上昇を引き起こす物質の総称．注射剤を滅菌することによって無菌化しても発熱性物質は除去できない．代表的な発熱性物質であるグラム陰性菌のエンドトキシンに対しては，カブトガニの血清成分を用いるリムルス試験がある．

> 脳神経系：検査法は第6章 Ⅰ-1，p.63を参照．

> rCBF：regional cerebral blood flow

> **血液脳関門（BBB）**
> 薬物などの外因性物質の脳移行を阻止する仮想的なバリア．一度血管内皮細胞に取り込まれた物質を血管側に排出する薬物トランスポーターがその実態である．

表 5-2 in vivo 画像診断用放射性医薬品

			SPECT 製剤	PET 製剤
脳神経系	脳	脳血流量（rCBF）	^{123}I-IMP，^{99m}Tc-HM-PAO，^{99m}Tc-ECD	^{15}O-CO$_2$，^{15}O-H$_2$O
		脳血液量（rCBV）		^{11}C-CO，^{15}O-CO
		酸素代謝（rOEF, rCMRO$_2$）		^{15}O-O$_2$
		ブドウ糖代謝（rCMRglc）		^{18}F-FDG
		神経伝達機能	^{123}I-イオフルパン，^{123}I-イオマゼニル	^{11}C-N-メチルスピペロン，^{11}C-ラクロプライド，^{11}C-フルマゼニル
		アミロイドイメージング		^{11}C-PIB，^{18}F-フルテメタモル，^{18}F-フロルベタベン，^{18}F-フロルベタピル
		脳シンチグラフィ	^{99m}TcO$_4$$^-$	
	脳槽・脊髄腔	脳槽シンチグラフィ	^{111}In-DTPA	
循環器系	心筋	心筋血流量	^{201}Tl-塩化タリウム（^{201}TlCl），^{99m}Tc-MIBI，^{99m}Tc-テトロホスミン	^{13}N-NH$_3$
		ブドウ糖代謝		^{18}F-FDG
		脂肪酸代謝	^{123}I-BMIPP	
		神経伝達機能	^{123}I-MIBG	
		心筋梗塞シンチグラフィ	^{99m}Tc-PYP	
		心 RI アンギオグラフィ，血液プールシンチグラフィ	^{99m}Tc-DTPA-HSA	
骨系	骨	骨シンチグラフィ	^{99m}Tc-MDP，^{99m}Tc-HMDP	^{18}F-NaF
内分泌系	甲状腺	甲状腺機能	^{123}I-NaI，^{99m}TcO$_4$$^-$	
	副腎	副腎皮質機能	^{131}I-メチルノルコレステノール	
		副腎髄質機能	^{123}I-MIBG	
呼吸器系	肺	肺血流量	^{99m}Tc-MAA	
		肺換気能	^{81m}Kr-クリプトンガス，^{99m}Tc-テクネガス	
肝胆脾系	肝	肝細胞機能	^{99m}Tc-GSA	
	肝・胆	肝・胆道系機能	^{99m}Tc-PMT	
	肝・脾	細網内皮系機能	^{99m}Tc-スズコロイド，^{99m}Tc-フィチン酸	
消化器系	唾液腺・胃	唾液／胃液分泌機能	^{99m}TcO$_4$$^-$	
腎・泌尿器系	腎	糸球体濾過（GFR）	^{99m}Tc-DTPA	
		腎血漿流量（ERPF）	^{99m}Tc-MAG$_3$	
		腎静態シンチグラフィ	^{99m}Tc-DMSA	
腫瘍・炎症系	腫瘍・炎症	腫瘍シンチグラフィ	^{67}Ga-クエン酸ガリウム，^{201}Tl-塩化タリウム	
		炎症シンチグラフィ	^{67}Ga-クエン酸ガリウム	^{18}F-FDG
		ブドウ糖代謝・膜輸送亢進		^{18}F-FDG
		アミノ酸代謝・膜輸送亢進		^{11}C-Met，^{18}F-FAMT，^{18}F-フルシクロビン，^{11}C-MeAIB
		骨代謝亢進	^{99m}Tc-MDP，^{99m}Tc-HMDP	^{18}F-NaF
		神経内分泌腫瘍	^{111}In-ペンテトレオチド	
リンパ系	リンパ節	センチネルリンパ節	^{99m}Tc-スズコロイド，^{99m}Tc-フィチン酸	

され，長時間保持されることから，その脳内分布は**局所脳血流量**（rCBF）を反映する．

(3) ⁹⁹ᵐTc-ECD（*N, N'*-エチレンシステインダイマー）（図5-1）

⁹⁹ᵐTc-ECD も高い脂溶性によって**血液脳関門**（BBB）を容易に透過し，脳に移行した後，脳内エステラーゼの作用によりエステル結合が加水分解される．その結果，膜透過性の低い水溶性化合物に変化し，脳内に長時間滞留することから，**局所脳血流量**（rCBF）の測定に用いられる．

2）神経伝達機能測定剤

(1) ¹²³I-イオフルパン（ioflupane；¹²³I-FP-CIT）（図5-2）

¹²³I-イオフルパンは，ドーパミン作動性神経終末に存在するドーパミン再取り込み部位の**ドーパミントランスポーター**（dopamine transporter；DAT）（**図5-3**）に高い結合親和性を示すトロパン骨格を有するコカイン誘導体である．DAT活性はドーパミン神経機能と深く関与しており，特に**Parkinson**（パー

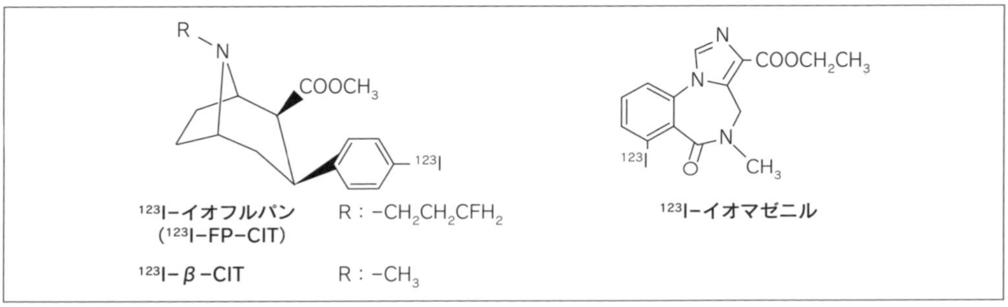

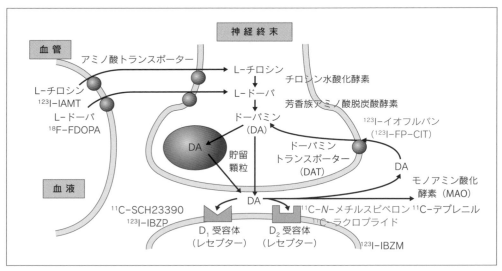

図 5-2　脳神経伝達機能測定剤

図 5-3　ドーパミン作働性神経機能診断用放射性医薬品
赤字は本文で解説した製剤．

キンソン）**症候群**やレビー小体型認知症では線条体の DAT 発現量が低下する．

(2) ^{123}I-イオマゼニル（iomazenil）（図 5-2）

　ベンゾジアゼピン受容体は，抑制系神経のγアミノ酪酸（γ-aminobutyric acid；GABA）受容体との複合体で，脳の広範囲に存在することから神経細胞の残存の指標になると考えられている．^{123}I-イオマゼニルはベンゾジアゼピン受容体に特異的に結合するが，てんかんの焦点は集積が低下する．てんかん焦点部位を診断し，手術することによりてんかん発作が抑えられる．

3）脳シンチグラフィ剤

(1) ^{99m}Tc-パーテクネテート（pertechnetate；^{99m}TcO$_4^-$）

　^{99m}Tc は，^{99}Mo-^{99m}Tc ジェネレータから過テクネチウム酸イオン（パーテクネテート：^{99m}TcO$_4^-$）の生理食塩水注射液として溶出される．この ^{99m}TcO$_4^-$ は，正常な血液脳関門（BBB）を通過できないので，脳腫瘍や脳血管障害などの BBB の障害を伴う脳疾患部位が陽性像として描出される．

^{99m}Tc-パーテクネテート：甲状腺機能診断薬〔Ⅱ-4-1)-(2)〕，唾液腺・胃機能診断薬〔Ⅱ-7-(1)〕にも用いられる．

(2) ^{111}In-DTPA（ジエチレントリアミン五酢酸）

　^{111}In-DTPA は低分子量の水溶性錯体で，生理的な脳脊髄液の流れや吸収に影響を与えないため，腰椎のくも膜下腔に注入することにより，脳脊髄液の動態や脳脊髄液腔の病変を画像化できる．

2　循環器系：心機能診断薬

1）心筋血流測定剤

(1) ^{201}Tl-塩化タリウム（^{201}TlCl）

　タリウムイオン（^{201}Tl$^+$）は +1 価の陽イオンで，生体内でカリウムイオン（K$^+$）と類似した挙動を示し，細胞膜に存在する Na$^+$, K$^+$-ATPase による能動輸送により心筋に高く集積する．高度の虚血または梗塞部位には ^{201}Tl$^+$ は摂取されないことから，心筋の血流障害部位が欠損像として得られる．また，投与 3 〜 4 時間後の後期像における虚血部位への再分布現象は，虚血心筋細胞の**生存能**（viability）の判定に用いられる．

循環器系：検査法は第 6 章 Ⅰ-2, p.64 を参照．

^{201}Tl-塩化タリウム：腫瘍画像診断薬〔Ⅱ-9-1)-(2)〕にも用いられる．

(2) ^{99m}Tc-MIBI〔ヘキサキス（2-メトキシイソブチルイソニトリル）〕，^{99m}Tc-テトロホスミン（tetrofosmin）（図 5-4）

　^{99m}Tc-MIBI，^{99m}Tc-テトロホスミンは錯体全体として＋1 価の陽イオンであり，膜輸送への Na$^+$, H$^+$-交換輸送体（antiporter）の関与も示唆される一方，高い脂溶性により主に受動拡散で心筋細胞に取り込まれた後，ミトコンドリアに濃縮され，長時間保持される．心筋の抽出率は 60 〜 70% で冠血流と比例することから，**心筋血流シンチグラフィ**として心疾患の診断に用いられる．

再分布現象：第 6 章 Ⅰ-2-1)-(1), p.64 および p.64 の側注を参照．

2）エネルギー代謝機能測定剤

(1) ^{123}I-BMIPP（p-ヨードフェニル-β-メチルペンタデカン酸）（図 5-5）

　BMIPP は，β 位の炭素をメチル化した脂肪酸誘導体であり，**脂肪酸β酸化**

心筋細胞のエネルギー代謝

正常な心筋細胞は好気的条件下で，高血糖時には主に好気的糖代謝により，低血糖時には脂肪酸のβ酸化によりエネルギー源である ATP を産生するが，虚血状態になるともっぱら嫌気的糖代謝に依存し，脂肪酸は利用されなくなるため，心筋虚血の評価に有効である．

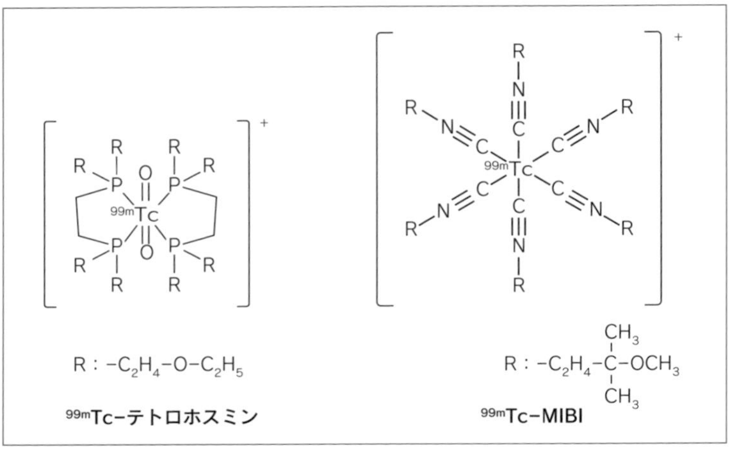

図 5-4　心筋血流測定剤

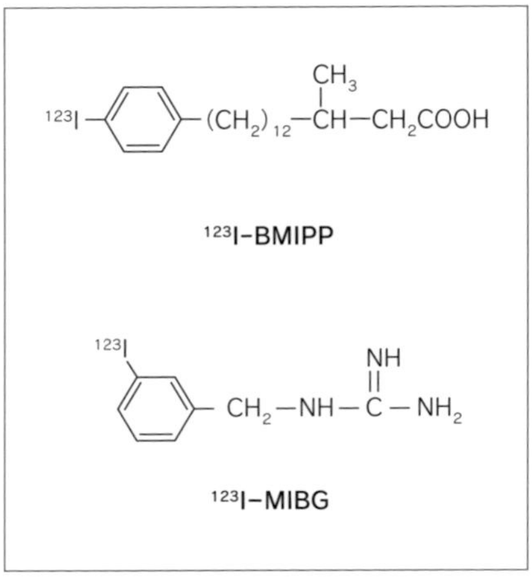

図 5-5　心機能診断薬

の過程でアセチル CoA に代謝されずにトリグリセライドとして貯蔵されるので，^{123}I-BMIPP の心筋への集積は，脂肪酸代謝を反映している．好気的条件下にある正常心筋では，脂肪酸の β 酸化により ATP を産生することから，エネルギー代謝機能の指標として各種心疾患の診断に用いられる．

3）神経伝達機能測定剤

（1）^{123}I-MIBG（*m*-ヨードベンジルグアニジン）（図 5-5）

MIBG は，アドレナリン作動性交感神経終末の再取り込み機構である**ノルエピネフリントランスポーター**（norepinephrine transporter；**NET**）により，心筋交感神経終末のカテコールアミン貯留顆粒に集積する（図 5-6）ことから，心不全の診断に利用されている．一方，**Parkinson 病**では ^{123}I-MIBG の心筋への集積が低下することから，Parkinson 病の鑑別診断にも有用である．

> ^{123}I-MIBG：副腎髄質機能測定剤〔Ⅱ-4-3）-（1）〕．
> ^{131}I-MIBG：核医学治療用放射性医薬品〔Ⅳ-（2）〕にも用いられる．

4）心筋梗塞シンチグラフィ剤

（1）^{99m}Tc-PYP（ピロリン酸）（図 5-7）

^{99m}Tc-PYP は正常心筋には集積しないが，急性期の心筋梗塞部位に集積することから，心筋梗塞の陽性描出に利用されている．障害を受けた心筋細胞のミトコンドリアに沈着したカルシウムに結合すると考えられている．

5）心 RI アンギオグラフィ，血液プールシンチグラフィ剤

（1）^{99m}Tc-DTPA-HSA（ヒト血清アルブミン）

血漿蛋白である**ヒト血清アルブミン**（human serum albumin；**HSA**）は，血管外に漏出せずに血管内にのみ分布するため，キレート試薬である DTPA を介して ^{99m}Tc 標識した ^{99m}Tc-DTPA-HSA は，**心 RI アンギオグラフィ**や**血液プールシンチグラフィ**に利用される．

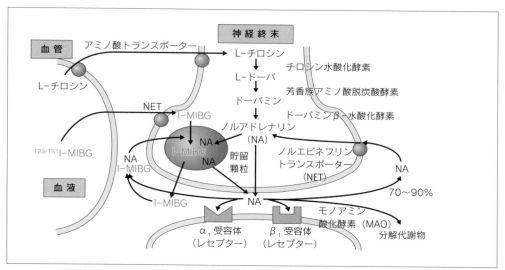

図5-6 交感神経機能診断用放射性医薬品 123I-MIBG の集積機序

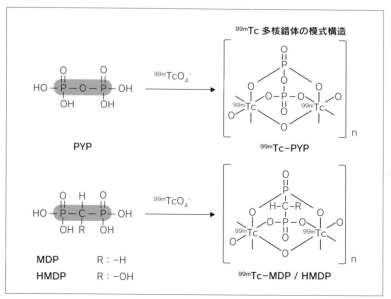

図5-7 心筋梗塞シンチグラフィ剤と骨シンチグラフィ剤
99mTc-PYP と 99mTc-MDP / HMDP の配位子と錯体模式構造.

3 骨系：骨シンチグラフィ剤

骨系：検査法は第6章 I-3，p.66 を参照.

(1) 99mTc-MDP（メチレンジホスホン酸），99mTc-HMDP（ヒドロキシメチレンジホスホン酸）（図5-7）

　99mTc は種々のリン酸化合物と錯体を形成するが，リン酸エステル（P-O-P）を加水分解するホスファターゼに対する抵抗性を向上させる目的で骨格にP-C-P構造を導入したビスホスフォネート製剤（**図5-7**）は，静注後，骨の**ヒドロキシアパタイト**に化学的に吸着し，**骨代謝**が亢進するとさらに高く集積

することから，**骨シンチグラフィ**，特に腫瘍の骨転移診断に用いられる．

4 内分泌系：甲状腺・副甲状腺・副腎機能診断薬
1）甲状腺機能測定剤
(1) ^{123}I-NaI（ヨウ化ナトリウム）

甲状腺は，ホルモン合成に必要なヨウ化物イオンを**ヨード捕獲**（iodide pump；Na^+I^--symporter）により能動的に取り込む．甲状腺細胞に集積後，ペルオキシダーゼにより酸化・有機化されて，トリヨードサイロニン（T_3），サイロキシン（T_4）などの**甲状腺ホルモン**を合成する．**ヨードカプセル**（iodide capsule）として内服した ^{123}I-NaI は，ヨード捕獲，有機化，ホルモン合成，貯留，分泌過程を直接反映し，その甲状腺摂取率は Basedow（バセドウ）病では高くなり，甲状腺機能低下症では逆に低下する．

(2) ^{99m}Tc-パーテクネテート（pertechnetate；^{99m}TcO$_4^-$）

^{99m}Tc-パーテクネテート（^{99m}TcO$_4^-$）注射液を静注すると，^{99m}TcO$_4^-$ は−1価の陰イオン特有の体内挙動として，ヨウ化物イオンと同様に能動輸送され，甲状腺細胞に高集積を示すが，ヨードとは異なり，その後のホルモン合成には関与しない．また，^{99m}TcO$_4^-$ は胃粘膜，唾液腺などの分泌腺にも集積する．

2）副腎皮質機能測定剤
(1) ^{131}I-メチルノルコレステノール

副腎皮質ステロイドホルモンの前駆体であるコレステロールの生合成前駆体であるヨウ素標識メチルノルコレステノールは，副腎皮質に高く集積し，エステル化されて留まるため，副腎皮質機能を評価できる．撮像まで数日を要するため，半減期の長い ^{131}I-製剤が用いられる．

3）副腎髄質機能測定剤
(1) ^{123}I-MIBG（*m*-ヨードベンジルグアニジン）（図 5-5）

MIBG は，交感神経遮断薬グアネチジンの類似体であり，**ノルエピネフリントランスポーター**（norepinephrine transporter；NET）により，副腎髄質のカテコールアミン貯留顆粒に集積する（図 5-6）ことから，副腎や**褐色細胞腫**のシンチグラフィに用いられる．

5 呼吸器系：肺機能診断薬
1）肺血流測定剤
(1) ^{99m}Tc-MAA〔大凝集ヒト血清アルブミン（MAA）〕

大凝集ヒト血清アルブミン（MAA）は，肺毛細血管径（$8 \sim 15 \mu m$）より大きい $20 \mu m$ 以上の粒子径になるようにヒト血清アルブミンを熱変性により凝集させた粒子である．静脈内投与された ^{99m}Tc-MAA は，**毛細管トラップ法**により最初に到達する肺の毛細血管に塞栓を形成して定量的に捕捉されるた

内分泌系：検査法は第 6 章 I-4，p.66 を参照．

^{131}I-NaI：核医学治療用放射性医薬品〔IV-(1)〕にも用いられる．

^{99m}Tc-パーテクネテート：脳シンチグラフィ剤〔II-1-3)-(1)〕，唾液腺・胃機能診断薬〔II-7-(1)〕にも用いられる．

^{123}I-MIBG：神経伝達機能測定剤〔II-2-3)-(1)〕，^{131}I-MIBG：核医学治療用放射性医薬品〔IV-(2)〕にも用いられる．

呼吸器系：検査法は第 6 章 I-5，p.68 を参照．

MAA：macro aggregated albumin

表5-3 ^{99m}Tc 標識コロイド・凝集体の粒子径と組織集積性

Tc-コロイド・凝集体	粒子径（μm）	肺集積	肝・脾集積
^{99m}Tc-MAA	20 ～ 50	85%	3%
^{99m}Tc-スズコロイド	≦5	―	～ 100%
^{99m}Tc-硫化コロイド 【粒子径が大きい】 【粒子径が小さい】	 10 ～ 40 0.4	 ～ 100% ―	 ― ≧95%

^{99m}Tc 標識製剤の粒子の大きさにより体内分布は大きく変化し，臨床的有用性も異なる．
（横山，千熊：Bioinorganic Chemistry，化学同人，1974 より）

め，肺血流量を測定できる（**表5-3**）．この塞栓は肺の全毛細血管の 0.1% 以下であり，3 ～ 8 時間の半減期で分解されるので，安全性に問題はない．

2）肺換気能測定剤
(1) ^{81m}Kr-クリプトンガス
^{81m}Kr-クリプトンガスは，^{81}Rb-^{81m}Kr ジェネレータに加湿空気や酸素を供給して得る．^{81m}Kr-クリプトンガスは拡散性の不活性ガスで，吸入後も約95 %は呼吸により排出されることから，**肺の局所換気能**の検査に用いられる．
(2) ^{99m}Tc-テクネガス
^{99m}Tc-テクネガスは，微小な炭素粒子に液体の ^{99m}Tc を吸着させてガス状にした放射性微粒子エアロゾルであり，専用のテクネガス発生装置を用いて作製する．吸入により肺胞の末端まで到達して高い割合で肺胞に沈着するが，吸収されないので肺内分布が変化せず，**呼気の拡散状態**を評価できる．

6 肝胆脾系：肝臓・胆道・脾臓機能診断薬
1）肝細胞機能測定剤
(1) ^{99m}Tc-GSA（ガラクトシルヒト血清アルブミン）
糖蛋白の糖鎖末端のシアル酸が除去されたアシアロ糖蛋白は，肝細胞表面に特異的に存在する**アシアロ糖蛋白受容体**（asialoglycoprotein receptor）と結合し，すみやかに肝細胞内に取り込まれる．受容体との結合親和性に重要なガラクトースを HSA に結合させた**ガラクトシルヒト血清アルブミン**（GSA）にキレート剤の DTPA を介して ^{99m}Tc を標識した ^{99m}Tc-GSA は，肝疾患の病態を鋭敏に反映することから，**肝アシアロシンチグラフィ**として利用される．

肝胆脾系：検査法は第6章 I -6，p.69 を参照．

GSA：galactosyl human serum albumin

2）肝臓・胆道機能診断薬
(1) ^{99m}Tc-PMT（*N*-ピリドキシル-5-メチルトリプトファン）
肝臓に取り込まれた化合物のなかでも，分子量 500 ～ 1,000 の脂溶性の高い化合物は胆汁中に排泄されやすい．^{99m}Tc-PMT は，血中よりすみやかに肝細胞に摂取され，その後，胆嚢に移行し，総胆管を経て**胆汁排泄**されることから，肝・胆道系の診断薬として利用される．

3）肝臓・脾臓機能診断薬

（1）^{99m}Tc-スズコロイド

^{99m}Tc-パーテクネテート（^{99m}TcO$_4^-$）を塩化第一スズで還元すると，微細な**コロイド**粒子を形成する．このコロイドを静脈内に投与すると，肝臓および脾臓の細網内皮細胞に捕捉されるので，**肝臓・脾臓シンチグラフィ**に用いられる．^{99m}Tc 標識コロイドの体内分布は粒子径に依存し，粒子が小さい（≦5μm）と肝臓・脾臓に集積するが，それより大きくなると ^{99m}Tc-MAA と同様に肺の毛細血管にトラップするので，大部分が肺に集積する（**表5-3**）．

^{99m}Tc-スズコロイド：センチネルリンパ節画像診断薬〔Ⅱ-10-(1)〕にも用いられる．

（2）^{99m}Tc-フィチン酸

^{99m}Tc はフィチン酸と可溶性の錯体を形成する．^{99m}Tc-フィチン酸は静注後，血清中のカルシウムと反応して不溶性の**コロイド**を形成するため，^{99m}Tc-スズコロイドと同様の機構により貪食細胞に取り込まれる（**表5-3**）．

^{99m}Tc-フィチン酸：センチネルリンパ節画像診断薬〔Ⅱ-10-(2)〕にも用いられる．

7　消化器系：唾液腺・胃機能診断薬

（1）^{99m}Tc-パーテクネテート（pertechnetate；^{99m}TcO$_4^-$）

唾液腺は腺構造を有しており，腺房細胞で産生された唾液を排泄管を通じて分泌する．塩化物イオンなどの−1価の陰イオンは，排泄管内上皮細胞に能動的に摂取されるが，−1価の陰イオンである ^{99m}Tc-パーテクネテート（^{99m}TcO$_4^-$）も，上皮細胞に集積する．また，胃粘膜上皮細胞にも同様に取り込まれ，胃内腔に分泌されることから，異所性胃粘膜の検出にも用いられる．

消化器系：検査法は第6章 Ⅰ-7，p.70を参照．

^{99m}Tc-パーテクネテート：脳シンチグラフィ剤〔Ⅱ-1-3)-(1)〕，甲状腺機能診断薬〔Ⅱ-4-1)-(2)〕にも用いられる．

8　腎・泌尿器系：腎機能診断薬

1）糸球体濾過率（GFR）測定剤

（1）^{99m}Tc-DTPA（ジエチレントリアミン五酢酸）

^{99m}Tc-DTPA は低分子量の水溶性錯体で，血漿蛋白との結合性が低いため，腎循環1回あたり約20%が糸球体から濾過され，その後の尿細管分泌や再吸収を受けないことから，**糸球体濾過率（GFR）**の測定に用いられる（**図5-8**）．また，左右それぞれの腎臓における時間放射能曲線は，**レノグラム**（renogram）といい，分腎機能の定量的評価に用いられる（**図6-1**）．

腎・泌尿器系：検査法は第6章 Ⅰ-8，p.70を参照．

GFR：glomerular filtration rate

2）有効腎血漿流量（ERPF）測定剤

（1）^{99m}Tc-MAG$_3$（メルカプトアセチルグリシルグリシルグリシン）

^{99m}Tc-MAG$_3$ はトリアミドモノチオール錯体で，血漿蛋白との結合性が強いことから糸球体濾過を受けず，分子内にカルボン酸を有するために尿細管の有機酸トランスポーター（OAT）に高い親和性を示す．**尿細管分泌**により腎循環1回あたり50～60% 尿中排泄され，再吸収や代謝を受けないことから，**有効腎血漿流量（ERPF）**の測定が可能である（**図5-8**）．

ERPF：effective renal plasma flow

OAT：organic anion transporter

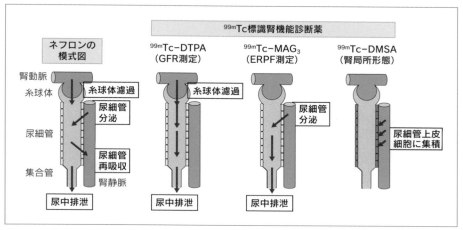

図 5-8　^{99m}Tc 標識腎機能診断薬の腎集積・排泄機序

3）腎静態シンチグラフィ剤

(1)　^{99m}Tc-DMSA（ジメルカプトコハク酸）

　^{99m}Tc-DMSA は，腎近位尿細管の上皮細胞に取り込まれ，尿中に排泄されずに長時間滞留することから，腎の形態・機能情報を取得する**腎静態シンチグラフィ**に用いられる（図 5-8）.

9　腫瘍・炎症系：腫瘍画像診断薬

1）放射性金属イオン

(1)　^{67}Ga-クエン酸ガリウム

腫瘍・炎症系：検査法は第 6 章 I -9, p.71 を参照.

　^{67}Ga-クエン酸ガリウムは静注後，^{67}Ga が血中の**トランスフェリン**と結合し，腫瘍細胞膜表面のトランスフェリン受容体を介して腫瘍細胞内に取り込まれるとされている. また，炎症巣では白血球内のラクトフェリンとの結合も報告されているが，不明な点が残されている. 腫瘍および炎症部位に高い集積が認められ，**腫瘍**および**炎症シンチグラフィ**に用いられる.

(2)　^{201}Tl- 塩化タリウム（^{201}TlCl）

^{201}Tl-塩化タリウム：心筋血流測定剤〔II-2-1)-(1)〕にも用いられる.

　心筋血流製剤である ^{201}Tl-塩化タリウムは，カリウムイオン（K^+）と同様に，血流が豊富な腫瘍細胞にも能動的に取り込まれるため，一部の腫瘍診断にも利用される.

2）抗腫瘍ペプチド

(1)　^{111}In-ペンテトレオチド（商品名：オクトレオスキャン；Octreoscan）

　ソマトスタチンはアミノ酸 14 残基から構成されるペプチドホルモンで，**ソマトスタチン受容体**（somatostatin receptor）に結合する. オクトレオチドは，この受容体への親和性を保持する 8 残基のアミノ酸を基本構造とし，代謝安定性向上のために D-アミノ酸を導入したソマトスタチン類似ペプチドで

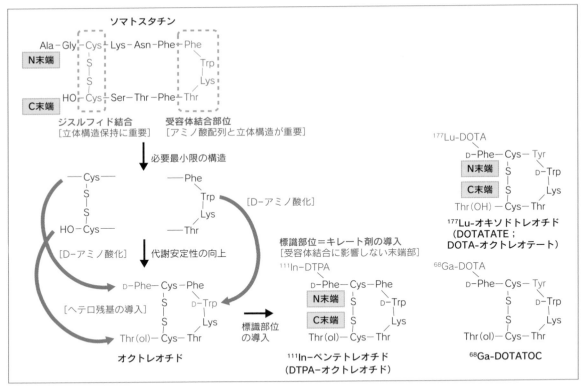

図 5-9 ^{111}In-ペンテトレオチド，^{68}Ga-DOTATOC，^{177}Lu-オキソドトレオチドの分子設計

ある．このオクトレオチドの N 末端にキレート試薬 DTPA を導入したペンテトレオチドを ^{111}In 標識した ^{111}In-ペンテトレオチド（**図 5-9**）は，インスリノーマ，ガストリノーマ，カルチノイドなどのソマトスタチン受容体陽性の消化管ホルモン産生腫瘍の診断に有用で，神経内分泌腫瘍の局在診断に用いられる．^{177}Lu-オキソドトレオチドによる核医学治療の適用判定にも利用されている．

^{177}Lu- オキソドトレオチドによる核医学治療は IV-(4) を参照.

リンパ系：検査法は第 6 章 I -10, p.72 を参照.

10　リンパ系：センチネルリンパ節画像診断薬

がんの転移はリンパ節の転移から始まることが多いため，がん細胞が最初に到達する**センチネルリンパ節**（sentinel lymph node；**SLN**）を術中に同定し，摘出した SLN 中のがん細胞の有無を病理検査する．

センチネルリンパ節（SLN）
腫瘍周辺間質内に画像診断薬を投与後，最初に到達するリンパ節のこと．がんのリンパ節転移の確認のための生検の対象となる．

（1）^{99m}Tc-スズコロイド

肝臓・脾臓シンチグラフィに用いられる ^{99m}Tc-スズコロイドを腫瘍周辺間質内に投与すると，がんのリンパ節転移の指標となる SLN の同定が可能である．

^{99m}Tc-スズコロイド：肝臓・脾臓機能診断薬〔II-6-3)-(1)〕にも用いられる.

（2）^{99m}Tc-フィチン酸

血中カルシウムと反応して適度な大きさのコロイドを形成する ^{99m}Tc-フィチン酸も，^{99m}Tc-スズコロイドと同様に SLN の検出に用いられる．

^{99m}Tc-フィチン酸：肝臓・脾臓機能診断薬〔II-6-3)-(2)〕にも用いられる.

Ⅲ ポジトロン放出核種標識放射性医薬品（PET 製剤）

　核医学検査のうち，PET 検査は近年検査数が著しく増加しているが，PET 検査の 95% 以上は，以下に解説する ^{18}F-FDG を用いた **FDG-PET 検査**である．主に悪性腫瘍の診断に利用されているが，脳，心臓，炎症の診断にも使われる．PET に用いられるポジトロン放出核種の半減期は 2 分から 110 分と短いため（**表 5-1**），企業供給のないポジトロン放出核種標識薬剤は，施設内に設置された小型サイクロトロンで製造される．特に FDG-PET では描出されない悪性腫瘍診断用アミノ酸 PET 製剤および Alzheimer（アルツハイマー）病の早期診断に有効なアミロイドイメージング PET 製剤が注目されている．

1　^{18}F-FDG：デリバリー PET 製剤

　^{18}F-FDG（2-フルオロ-2-デオキシ-D-グルコース）はブドウ糖（D-glucose）の 2 位の水酸基を ^{18}F に置換した類似体で，**グルコーストランスポーター**（glucose transporter；GluT）により細胞内に取り込まれ，**解糖系の律速酵素**である**ヘキソキナーゼ**（hexokinase）によって C-6 位がリン酸化されるが，その後の代謝を受けないため細胞内に蓄積する（**図 5-10**）．このような滞留機序を**代謝トラッピング**（metabolic trapping）といい，ヘキソキナーゼは解糖系の律速酵素であるため，^{18}F-FDG 集積の程度はブドウ糖代謝をよく反映する．がん細胞はブドウ糖代謝が亢進しており，^{18}F-FDG 陽性像を呈する．

> FDG：2-fluoro-2-deoxy-D-glucose

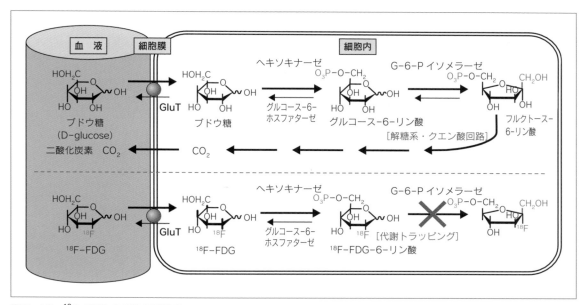

図 5-10　^{18}F-FDG の細胞集積機序
上段：ブドウ糖，下段：^{18}F-FDG.
グルコーストランスポーター（GluT）により細胞内に取り込まれたブドウ糖は，ヘキソキナーゼによりグルコース-6-リン酸に代謝され，解糖系・クエン酸回路を経て二酸化炭素として排泄される．一方，^{18}F-FDG は FDG-6-リン酸になるが，それ以降は代謝されずに滞留する（代謝トラッピング）.

半減期110分の^{18}F-FDGは，一部の病院では施設内に設置された小型サイクロトロンで^{18}Fを製造し，その場で^{18}F-FDGを合成しているが，わが国では製薬会社による医療機関への供給（デリバリー）が実施されている．

2　脳神経系：脳機能診断薬
1）局所脳血液量（rCBV）測定剤
(1) ^{15}O-CO（一酸化炭素ガス）
　^{15}O標識一酸化炭素ガス（^{15}O-CO）を吸入すると，赤血球中のヘモグロビンと強く結合して血管内に留まるため，**局所脳血液量（rCBV）**測定に用いられる．

脳神経系：検査法は第6章 II-1, p.73を参照.

rCBV：regional cerebral blood volume

2）局所脳血流量（rCBF）測定剤
(1) ^{15}O-CO$_2$（二酸化炭素ガス），^{15}O-H$_2$O（水）
　^{15}O標識二酸化炭素ガス（^{15}O-CO$_2$）は吸入すると，肺で炭酸脱水素酵素により^{15}O標識水（^{15}O-H$_2$O）に変換される．^{15}O-H$_2$Oは体内では構造が変化せず，初回循環摂取率（first-pass extraction fraction）が85〜95%と高いことから，**局所脳血流量（rCBF）**の測定に適している．

　^{15}O-H$_2$Oとして静注した場合も同様に拡散により脳組織に移行し，血流に依存して洗い出されるため，rCBFが測定できる．この^{15}O-H$_2$Oによる脳血流画像の臨床的有用性から，脳血流SPECT製剤が開発され，さらにMRIを用いる局所脳血流測定の研究に発展した．

rCBF：regional cerebral blood flow

MRI：magnetic resonance imaging. 詳細は第6章 III-2-(4), p.76を参照.

3）局所酸素摂取率（rOEF），局所脳酸素消費率（rCMRO$_2$）測定剤
(1) ^{15}O-O$_2$（酸素ガス）
　^{15}O標識酸素ガス（^{15}O-O$_2$）は吸入後，肺で赤血球に取り込まれ，脳に運ばれて脳組織に移行した後，ミトコンドリアの電子伝達系で^{15}O-H$_2$Oとなり，血流によって洗い出される．^{15}O-CO，^{15}O-CO$_2$の測定結果を用いて，**局所酸素摂取率（rOEF）**や**局所脳酸素消費率（rCMRO$_2$）**を算出することができる．

rOEF：regional oxygen extraction fraction

rCMRO$_2$：regional cerebral metabolic rate of oxygen

4）局所脳ブドウ糖代謝率（rCMRglc）測定剤
(1) ^{18}F-FDG（2-フルオロ-2-デオキシ-D-グルコース）（図5-10）
　脳のエネルギー源はブドウ糖なので，静注された^{18}F-FDGは脳に強く集積する．**局所脳ブドウ糖代謝率（rCMRglc）**は，脳局所のエネルギー代謝を反映する．てんかんの焦点の診断，Alzheimer病の診断に有用である．

rCMRglc：regional cerebral metabolic rate of glucose

^{18}F-FDG：心機能診断薬〔III-3-2〕，腫瘍画像診断薬〔III-4-1〕にも用いられる.

5）神経伝達機能測定剤
(1) ^{11}C-N-メチルスピペロン，^{11}C-ラクロプライド，^{11}C-フルマゼニル
　^{11}C-N-メチルスピペロンはブチロフェノン系向精神薬の誘導体であり，**ドーパミンD$_2$受容体**に選択的に結合する．^{11}C-ラクロプライドもドーパミンD$_2$受

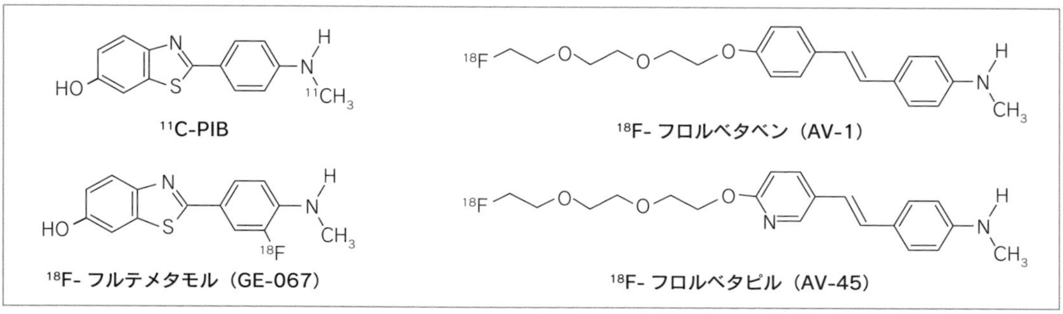

図5-11　アミロイドイメージング剤

容体に選択的に結合するアンタゴニストである（**図5-3**）．^{11}C-フルマゼニル
は中枢性**ベンゾジアゼピン受容体**の選択的拮抗薬である．いずれも各受容体の
結合能の評価に用いられる．

6）アミロイドイメージング剤（図5-11）

（1）^{11}C-PIB（Pittsburgh compound B），^{18}F-フルテ メ タ モ ル（GE-067），
^{18}F-フロルベタベン（AV-1），^{18}F-フロルベタピル（AV-45）

　Alzheimer病の特徴的病理変化に**老人斑**とよばれる**アミロイド β 蛋白質**
（A β）凝集体の脳内沈着が知られており，アミロイド染色色素 thioflavin-T の
構造類似体である ^{11}C-PIB は A β に選択的に結合することから Alzheimer 病の
早期診断が可能である．同様に A β 結合性を示す ^{18}F 標識体である ^{18}F-フルテ
メ タ モ ル（GE-067），^{18}F-フロルベタベン（AV-1），^{18}F-フロルベタピル（AV-45）
の合成装置は医療機器の承認を受け，さらに，^{18}F-フルテメタモル，^{18}F-フロル
ベタピルは製造販売承認を受けてデリバリー供給が開始された．

3　循環器系：心機能診断薬

1）心筋血流測定剤

（1）^{13}N-NH$_3$（アンモニア）

　^{13}N 標識アンモニア（^{13}N-NH$_3$）は血液中ではアンモニウムイオンと平衡関
係にあるが，分子型の ^{13}N-NH$_3$ が脂溶性であることから，血流に比例して約
90% と高い摂取率で拡散により心筋細胞に移行する．細胞内ではアンモニ
ウムイオンやアミノ酸のアミノ基として**代謝トラッピング**により長時間留まるこ
とから，心筋血流の測定に適している．

2）ブドウ糖代謝機能測定剤

（1）^{18}F-FDG（2-フルオロ-2-デオキシ-D-グルコース）（図5-10）

　前述のとおり，^{18}F-FDG は**代謝トラッピング**により，解糖系などの**エネル
ギー代謝**を反映する．局所血流の情報と組み合わせて，虚血心筋細胞の**生存能**
（viability）の判定に用いられる．

循環器系：検査法は第6章
Ⅱ-2，p.74 を参照.

^{18}F-FDG：脳機能診断薬
〔Ⅲ-2-4〕，腫瘍画像診断
薬〔Ⅲ-4-1〕）にも用いら
れる.

心筋細胞のエネルギー代
謝：p.47，側注を参照.

4 腫瘍・炎症系：腫瘍画像診断薬

1）ブドウ糖代謝・膜輸送機能亢進

（1）^{18}F-FDG（2-フルオロ-2-デオキシ-D-グルコース）（図5-10）

^{18}F-FDG は**代謝トラッピング**により，ブドウ糖代謝活性の高い組織へ集積する．多くの悪性腫瘍では，GluT やヘキソキナーゼ活性が亢進しているのに対し，逆反応の脱リン酸化酵素であるグルコース-6-ホスファターゼの活性は低いため，^{18}F-FDG は腫瘍や炎症部位に高い集積を示し，小さい腫瘍の診断も可能となった．しかし，脳や心筋などのエネルギー代謝がさかんな正常組織への生理的集積が高いことに加え，すみやかな尿排泄を示すことから，脳腫瘍や尿路・膀胱周辺部位の腫瘍の画像診断には適さない．

2）アミノ酸代謝・膜輸送機能亢進

（1）^{11}C-Met（L-メチオニン）（図5-12）

^{11}C-Met は L-Met の S-メチル基を ^{11}CH$_3$ に置換した天然アミノ酸であり，**中性アミノ酸トランスポーター**のシステム L 輸送系を介して細胞内に高く取り込まれ，さまざまな代謝を受ける（**図5-13**）．腫瘍は陽性像を示し，脳などの ^{18}F-FDG が生理的高集積を示す組織における腫瘍の検出に優れている．

（2）^{18}F-フルシクロビン（1-アミノ-3-フルオロシクロブタン-1-カルボン酸；FACBC），^{18}F-FAMT（3-フルオロ-α-メチル-L-チロシン），^{11}C-MeAIB（α-メチルアミノイソ酪酸）（図5-12）

アミノ酸トランスポーターには，腫瘍細胞で発現が亢進する**がん関連輸送系**が複数存在することから，異なる膜輸送機能を反映する人工アミノ酸 PET 製剤が開発されている．たとえば ^{11}C-Met と同様にシステム L 輸送系によりがんに高集積を示す ^{18}F-FAMT，システム A 輸送系に特異的な ^{11}C-MeAIB（**表5-4，図5-12**）はサイクロトロン併設医療機関において悪性腫瘍診断薬とし

腫瘍・炎症系：検査法は第6章 II-3, p.74を参照.

^{18}F-FDG：脳機能診断薬〔III-2-4〕，心機能診断薬〔III-3-2〕〕にも用いられる．

ワールブルグ効果

正常細胞は解糖系とともに酸化的リン酸化により効率的に ATP を産生しているが，がん細胞は酸素存在下でも酸化的リン酸化より好気的解糖系で ATP を産生する特性があり，これをワールブルグ効果という．解糖系は酸化的リン酸化と比較して，ATP 産生効率が悪いので，がん細胞は正常細胞に比べてブドウ糖消費量が亢進している．

FACBC：1-amino-3-fluoro-cyclobutanecarboxylic acid

FAMT：3-fluoro-α-methyl-L-tyrosine

MeAIB：α-(methylamino)-isobutyric acid

表5-4　アミノ酸 PET 製剤とがん関連中性アミノ酸トランスポーター

アミノ酸 PET 製剤	主な輸送系	がん関連アイソフォーム	Na 依存性
^{11}C-Met, ^{18}F-FAMT	system L	LAT 1	無
^{18}F-フルシクロビン	system ASC	ASCT 2	有
^{11}C-MeAIB	system A	SNAT 2（ATA 2）	有

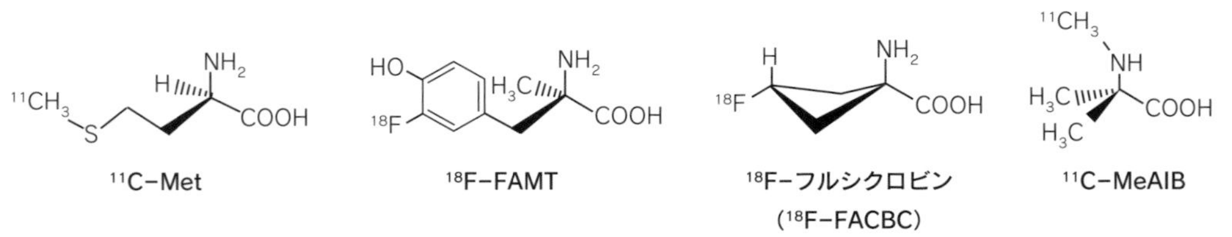

図5-12　^{11}C-Met と人工アミノ酸 PET 製剤

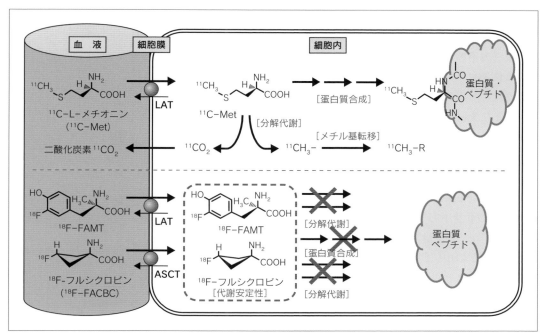

図5-13　^{11}C-Met および人工アミノ酸 PET 製剤の細胞集積機序
上段：^{11}C-Met，下段：人工アミノ酸 PET 製剤.
^{11}C-L-メチオニン（^{11}C-Met）は，アミノ酸トランスポーター（LAT）により細胞内に取り込まれた後，蛋白質やペプチドに組み込まれるほか，^{11}C-Met 特有に標識部位が転移される（メチル基転移）．一方，^{18}F-FAMT，^{18}F-フルシクロビンなどの人工アミノ酸は細胞集積後も代謝されないため，各々の輸送を司るトランスポーター（LAT，ASCT）の活性を反映する．がん細胞では特定のアミノ酸輸送系の発現が亢進しており，アミノ酸 PET 製剤が高く集積する．

て臨床利用されており，一方，システム ASC 輸送系に親和性を示す ^{18}F-フルシクロビン（FACBC）（**表5-4，図5-13**）は，デリバリー PET 製剤として薬事承認を受けた．

3）骨代謝機能亢進
(1) ^{18}F-NaF（フッ化ナトリウム）

フッ化物イオン（^{18}F$^-$）は骨の**ヒドロキシアパタイト**の水酸基と置換され，フルオロアパタイトを形成する．^{99m}Tc 標識リン酸化合物による骨シンチグラフィと似た画像を呈し，**腫瘍の骨転移検出**に優れている．

Ⅳ 核医学治療用放射性医薬品

　核医学治療（内用療法）に用いうる RI は，殺細胞効果の高い α 線，β 線などを放出する核種に限られる（**表5-1**）．核医学治療においては，**表5-5** に示す診断用放射性医薬品と核医学治療薬との化学的類似性を活かし，診断用イメージングにより放射性医薬品の体内動態を個別に確認することで，核医学治療薬の治療効果や副作用を予測する**セラノスティクス**が注目されている．これらのなかでも ^{131}I-内用療法剤では，治療に先駆けて ^{123}I-標識体による画像診断によって個々の患者における薬剤の分布・組織集積をあらかじめ確認したうえで，適用や投与量を決定する個別化医療が最大の特徴である．

(1) ^{131}I-NaI（ヨウ化ナトリウム）

　^{131}I-NaI ヨードカプセルは，ヨウ化物イオンが特異的に集積する**甲状腺がん**や **Basedow 病**などの甲状腺機能亢進症の内用療法に用いられる．SPECT 製剤 ^{123}I-NaI ヨードカプセルと組み合わせて使用する（**表5-5**）．

(2) ^{131}I-MIBG（*m*-ヨードベンジルグアニジン）

　MIBG は交感神経遮断薬グアネチジンの類似体であり，**ノルエピネフリントランスポーター**（NET）により，アドレナリン産生・分泌性の**褐色細胞腫**や傍神経節腫の分泌顆粒に集積することから，^{131}I-MIBG はこれらの内用療法に用いられる．この場合も SPECT 製剤 ^{123}I-MIBG による体内分布画像より副作用予測や適応が判断されるセラノスティクスが行われる（**表5-5**）．

(3) ^{90}Y/^{111}In-イブリツモマブチウキセタン（商品名：ゼヴァリン；Zevalin）

　わが国の**悪性リンパ腫**の多数を占める B 細胞性非 Hodgkin（ホジキン）リンパ腫（B-NHL）は，細胞表面に CD20 抗原を発現するため，**抗 CD20 モノクローナル抗体** rituximab が抗腫瘍薬（商品名：リツキサン；Rituxan）として使用されている．このマウス型抗 CD20 抗体に ^{90}Y および ^{111}In と高親和性を示すキレート剤 tiuxetan を導入したゼヴァリンは，抗体としての抗腫瘍効果に加え，^{90}Y の放出する β 線による**クロスファイアー効果**によって，高い有効性が示されている．^{90}Y 標識体は ^{111}In 標識体とセットで供給され，^{90}Y 標識

> **セラノスティクス（theranostics）**
> 治療（therapeutics）と診断（diagnostics）を組み合わせた造語で，診断と治療の融合により安全に効果的に医療を行う手法のこと．

> ^{123}I-NaI：甲状腺機能診断薬〔Ⅱ-4-1)-(1)〕にも用いられる．

> ^{123}I-MIBG：神経伝達機能測定剤〔Ⅱ-2-3)-(1)〕，副腎髄質機能測定剤〔Ⅱ-4-3)-(1)〕にも用いられる．

> **クロスファイアー効果（cross-fire effect）**
> 通常，抗体は免疫反応により，がん細胞に発現している抗原に結合して効果を発揮するが，RI 標識した抗体では，直接結合していない近傍のがん細胞も放射線により照射できるクロスファイアー効果も期待できる．

表5-5　セラノスティクス：核医学治療（内用療法）薬剤と診断用放射性医薬品の組み合わせ

核医学治療薬剤（商品名）			適　用		診断用放射性医薬品	
^{131}I		^{131}I-NaI（ヨードカプセル）	甲状腺がん，バセドウ病	γ	^{123}I	^{123}I-NaI
		^{131}I-MIBG（ライアット）	褐色細胞腫，傍神経節腫			^{123}I-MIBG
^{90}Y	β	^{90}Y-イブリツモマブチウキセタン（ゼヴァリン）	B 細胞性非 Hodgkin リンパ腫		^{111}In	^{111}In-イブリツモマブチウキセタン
^{177}Lu		^{177}Lu-オキソドトレオチド [DOTATATE]（ルタセラ）	ソマトスタチン受容体陽性の神経内分泌腫瘍	γ	^{111}In	^{111}In-ペンテトレオチド
				$β^+$	^{68}Ga	^{68}Ga-DOTATATE
^{223}Ra	α	^{223}Ra-塩化ラジウム（ゾーフィゴ）	去勢抵抗性前立腺がんの骨転移	γ	^{99m}Tc	^{99m}Tc-MDP / HMDP
				$β^+$	^{18}F	^{18}F-NaF

ゼヴァリンによる治療に先駆けて ^{111}In 標識体によるイメージングにより適格性を確認するセラノスティクスとして用いられる（**表5-5**）.

(4) ^{177}Lu-オキソドトレオチド（商品名：ルタセラ；Lutathera）

^{177}Lu-オキソドトレオチドは，ソマトスタチン類似ペプチドであるオクトレオチドの Phe を Tyr に置換し C 末端を修飾した 8 残基ペプチドの N 末端にキレート試薬 DOTA を導入した DOTATATE（DOTA-オクトレオテート）を ^{177}Lu で標識した化合物である（**図5-9**）. ^{111}In-ペンテトレオチドが高集積を示す**ソマトスタチン受容体**陽性の**神経内分泌腫瘍**の治療に用いられる. また，サイクロトロンを必要としないジェネレータから溶出可能なポジトロン放出核種 ^{68}Ga で標識した ^{68}Ga-DOTATATE を PET 用画像診断薬として組み合わせるセラノスティクスも注目されている（**表5-5**）.

(5) ^{223}Ra-塩化ラジウム（^{223}RaCl$_2$）（商品名：ゾーフィゴ；Xofigo）

ラジウムは骨転移腫瘍に高く集積するため，わが国初の**α線放出核種**内用療法剤として，去勢抵抗性前立腺がんの骨転移治療に用いられる. ^{223}Ra が属する壊変系列である**アクチニウム系列**の安定同位体 ^{207}Pb に至る子孫核種が，いずれも強固に沈着して長時間留まることから，安定同位体の ^{207}Pb に至るまで 4 本の α 線と 2 本の β 線を放出するため強力な抗腫瘍効果を示す.

Ⓥ 患者の被ばく管理

1）有効半減期

放射性医薬品を人体に投与する場合，放射性核種から放出される放射線による患者の**内部被ばく線量**を考慮しなければならない. 体内に投与された放射性医薬品は，標識に用いられた放射性核種固有の半減期による物理的減衰のみならず，体外への排泄によっても減少する. 同じ核種で標識された化合物でも，その化学形によって生物学的半減期は大きく異なるため，放射性医薬品から放出される放射能は，核種の物理的半減期と排泄によって体内残存量が半分に減少する時間である生物学的半減期に依存する. したがって，体内の放射能が半減するまでの**有効半減期**（実効半減期, effective half-life）は，次式で表される.

$$\frac{1}{\text{有効半減期}} = \frac{1}{\text{物理的半減期}} + \frac{1}{\text{生物学的半減期}}$$

有効半減期は，内部被ばく線量に影響する重要な因子であり，人体に投与される放射性医薬品ではできるだけ有効半減期が短いものが望ましい.

2）MIRD 法

体内吸収線量の評価法に関しては，これまでにさまざまな方式が考案されてきたが，最も汎用されている **MIRD 法**について概説する.

ある臓器に放射性核種が取り込まれた場合，その核種の残留時間中にどれだけの線量が与えられたかで被ばく線量が求められるが，実際には隣接する臓器

^{111}In-ペンテトレオチドによる腫瘍画像診断はII-9-2)-(1)を参照.

👤 **α線放出核種による核医学治療（内用療法）**

^{223}Ra のように天然の壊変系列に属する放射性核種は，投与した放射性核種から放出される放射線のみならず，その壊変系列の間に 4 本の α 線と 2 本の β 線（4α2β）を放出するため，治療効果は強力である.

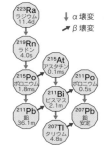

↓ α壊変
↗ β壊変

[^{223}Ra の壊変系列
[アクチニウム系列]

別の壊変系列に属し，同様に α 線 4 本と β 線 2 本（4α2β）を放出する ^{225}Ac も，^{177}Lu に代わる治療用核種として欧米での利用が進んでいる.

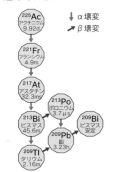

↓ α壊変
↗ β壊変

[^{225}Ac の壊変系列
[ネプツニウム系列]

また，α 線とともに γ 線も放出しイメージングも可能な ^{211}At は，同じハロゲンである放射性ヨウ素標識体への応用が期待されている.

 MIRD 委員会

medical internal radiation dose committee. 米国核医学会に設置された委員会.

に取り込まれた核種からの被ばくも評価に加える必要がある．MIRD 法では，放射性医薬品が分布している**線源臓器**（source organ）と被ばくを受ける**標的臓器**（target organ）を十分に考慮し，MIRD ファントムとよばれる人体模型によるシミュレーション計算に基づいて全身を含む各臓器の被ばく線量が計算されている．MIRD 法による吸収線量の計算は，次式によって表される．

$$\overline{D}\,(v \leftarrow r) = \frac{\tilde{A}}{m_v}\sum_i \Delta_i \phi_i\,(v \leftarrow r)$$

$\overline{D}\,(v \leftarrow r)$：線源臓器 r から標的臓器 v に与えられる平均吸収線量［Gy］

$\tilde{A}$：線源臓器内での累積放射能［Bq・sec］

m_v：吸収線量を求める標的臓器の重量［kg］

Δ_i：放射線 i の平衡吸収線量定数［kg・Gy/Bq・sec］

$\phi_i\,(v \leftarrow r)$：線源臓器 r から標的臓器 v に対する放射線 i の吸収率

　上記式中の r は線源臓器，v は標的臓器を示す．核医学診断の場合，臓器への累積放射能を比較的容易に求められるので，各線源臓器への時間放射能集積曲線を作成し，集積曲線下面積を積分する．したがって，得られる累積放射能の単位は放射能と時間の積となる．複数の放射線が関与する場合には，各々の放射線 i における平衡吸収線量定数と吸収率の積を加重して求める．MIRD 法は欧米人の体格を基準としているため，日本人の体格に変換する必要があるが，MIRD 法により内部被ばく線量を容易にかなりの精度で計算できるようになった．

3）患者の被ばく線量の管理

　放射性医薬品を用いた診療にあたっては，被ばく線量を適正に管理することが医療法で求められている．放射線診療を受ける者の医療被ばくの線量管理とは，関係学会の策定したガイドラインなどを参考に，被ばく線量の評価および最適化を行うことが求められている．

　放射線診断における個々の患者の防護の最適化のための手段として，**診断参考レベル**（diagnostic reference level；DRL）を使用することが国際的に推奨されている．わが国においては，医療被ばく研究情報ネットワーク（Japan Network for Research and Information on Medical Exposures；J-RIME）において，線量の実態調査の結果に基づいて専門家による議論が行われ，国際機関の専門家の助言も得て，平成 27 年（2015 年）に DRLs 2015 が策定され，令和 2 年（2020 年）には再設定された **DRLs 2020** が公開された．

　核医学検査の DRL は成人に対する放射性医薬品の実投与量の 75 パーセンタイルを基準としており，小児には適用されない．DRLs 2020 では，甲状腺検査の ^{99m}TcO$_4^-$，心筋・腫瘍検査の ^{201}Tl-塩化タリウム，腫瘍・炎症シンチグラフィの ^{67}Ga-クエン酸ガリウムなどでは DRLs 2015 より大きく低下しており，診療現場で最適化が実施された結果である可能性が指摘されている．

第6章 in vivo 画像診断による検査法

I シングルフォトン放出核種による画像診断法〔平面像，シングルフォトン（単光子）放射断層撮影（SPECT）法〕

SPECT：single photon emission computed tomography

脳神経系：放射性医薬品は第5章 II-1, p.44 を参照.

1 脳神経系

1）脳血流イメージング

全脳血流量は 40 ～ 50mL/100g/min であり，灰白質は白質の 3 ～ 4 倍の血流量がある．動脈圧が 60 ～ 150mmHg の範囲内では自動的に血管抵抗が調整され，血流量はほぼ一定量に保たれる．CO_2 分圧 1mmHg の変化は血流量を 4％程度変化させる．^{123}I-IMP（111 ～ 222MBq）は投与 20 ～ 30 分後，^{99m}Tc-HM-PAO や ^{99m}Tc-ECD（555 ～ 740MBq）は投与 5 ～ 10 分後より SPECT にて撮像する．^{123}I-IMP では動脈採血法により，^{99m}Tc-HM-PAO や ^{99m}Tc-ECD では Patlak plot 法により，絶対血流値を算出可能である．循環予備能の評価は，アセタゾラミド負荷時と安静時の血流を比較することで行う（写真 6-1）．認知症の評価には，血流分布を統計解析することで病状に特異的な血流分布異常の評価が可能である．

2）線条体ドーパミントランスポーター（DAT）の評価

Parkinson（パーキンソン）症候群やレビー小体型認知症は黒質線条体ドーパミン神経細胞が変性する運動失調疾患であり，その神経終末の DAT の密度が低下している．これらの病態を評価する目的で，^{123}I-イオフルパン（ioflupane；^{123}I-FP-CIT）（167MBq）投与 3 ～ 6 時間後に SPECT を施行し，線条体集積の程度により DAT 密度を評価する（写真 6-2）．

3）ベンゾジアゼピン受容体イメージング

ベンゾジアゼピン受容体は大脳皮質，基底核，視床のシナプスに広範に分布し，^{123}I-イオマゼニル（iomazenil）の結合低下は神経機能の低下を意味する．てんかんの焦点での集積低下を検出する目的で，167MBq 投与 15 分，3 時間後に SPECT を施行する．15 分像は血流，3 時間像は受容体分布を反映する．

4）脳脊髄液動態イメージング

脳脊髄液は成人で約 150mL であり，脳室内の脈絡叢で 1 日あたり約 500mL 生成される．脳脊髄表面のくも膜下腔を循環し，上矢状洞くも膜顆粒

Patlak plot

RI アンギオグラフィによる 2 分間のダイナミック収集データから脳血流を算出する方法．大動脈弓部の時間放射能曲線から脳への RI 動脈血入力を予測し，これを入力データとして脳組織の時間放射能変化から血流量を算出する．動脈採血が不要で侵襲性が低い．

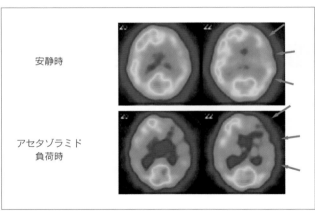

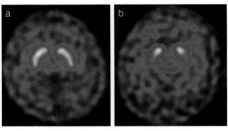

写真 6-2 ^{123}I–イオフルパン投与 3 時間後の SPECT 像
正常（a）では線条体全体に均一な集積を示し、ドーパミントランスポーターが保たれていることが示されている．Parkinson 症候群（b）では線条体の集積は被殻優位に低下を認める．

写真 6-1 ^{123}I–IMP による安静時，アセタゾラミド負荷時の脳血流 SPECT
左内頸動脈高度狭窄例．安静時左中大脳から前大脳動脈領域の集積低下を認め，負荷時さらに著明に低下している（矢印）．同部の循環予備能の低下が疑われる．

で吸収排泄される．腰椎穿刺にて ^{111}In–DTPA 37MBq を注入し，脳脊髄液漏出症では 1，3，6，24 時間後まで脳脊髄腔全体を撮像する．水頭症の評価ではさらに 48，72 時間像を追加する．

2　循環器系

1）心筋 SPECT

（1）心筋血流 SPECT

　心筋血流製剤（^{201}Tl や ^{99m}Tc–MIBI，^{99m}Tc–テトロホスミン）を投与し，心筋血流分布を相対的に評価する．心筋生存能（viability）の低下した心筋梗塞部は集積低下部として描出される．虚血性心疾患の評価においては，心筋虚血を評価するために運動または薬剤負荷時と安静時の血流分布を比較することで，運動による誘発虚血や，血管拡張薬（アデノシン，ジピリダモールなど）による心筋血流予備能を評価する（**写真 6-3**）．^{201}Tl は再分布を示すため，運動負荷時投与後 3～4 時間後の再分布像を安静時像として代用することが可能であるが，再分布を示さない ^{99m}Tc 標識血流製剤と同様に再静注を行って安静時像としたほうが虚血の診断能は向上する．^{99m}Tc 標識血流製剤では心電図同期 SPECT による左心機能評価を加えることで，心室容積，駆出分画，局所壁厚増加率，壁運動の評価が可能となる（**写真 6-4**）．

（2）心筋脂肪酸代謝 SPECT

　^{123}I–BMIPP を投与し 20 分後に SPECT を施行する．心筋のエネルギー代謝，主に脂肪酸代謝を反映した画像が得られる．BMIPP は β 炭素がメチル化されており，β 酸化を受けにくいために代謝されずに細胞質内にとどまり，安定した状態で SPECT が施行できる．虚血心筋では代謝の低下により血流に比較し BMIPP の集積がより低下した，血流代謝ミスマッチ状態を評価できる．

循環器系：放射性医薬品は第 5 章 II-2，p.47 を参照．

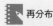 **再分布**

^{201}Tl は常に細胞へ出入りし平衡状態を保っている．生存能を保っているが，運動時などの負荷時に正常心筋より血流が相対的に低い虚血心筋では，^{201}Tl 投与時の集積は血流に比例して低下する．しかし，時間経過にしたがって血中と正常，虚血心筋細胞の ^{201}Tl が平衡状態に達していくため両者の集積差は小さくなっていく．画像では後期像にて集積低下部に ^{201}Tl が集積し，再分布したようにみえるので再分布現象という．

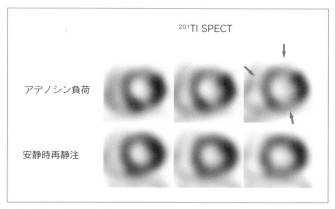

写真 6-3　狭心症患者
薬剤負荷時前壁中隔，下壁（矢印）に集積低下を認め，再静注にて同部に fill-
in を認める．同部の血流予備能低下を示唆する所見である．

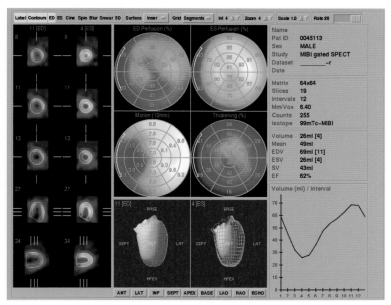

写真 6-4　^{99m}Tc 標識心筋血流製剤による心電図同期 SPECT の解析

^{99m}Tc 標識心筋血流製剤による心電図同期 SPECT の解析
心筋壁運動や壁厚増加率，左室拡張収縮末期容積，駆出分画などの機能評価やパラメータ
が算出可能である．

まれな疾患であるが，中性脂肪蓄積心筋血管症（TGCV）の診断基準の一つと
して，BMIPP の洗い出し率の低下が採用されている．

（3）心臓交感神経機能 SPECT
　^{123}I-MIBG を安静時に投与し 20 分後に早期像，3（〜4）時間後に後期像
を撮像する．早期像は交感神経分布を反映した像となる．後期像は早期像から
の洗い出し，すなわち交感神経の活性化状態を反映した像となる．心不全の予
後の推定に有用であり，集積低下は予後不良のサインである．Parkinson 病や
レビー小体型認知症では集積が低下し，その他の Parkinson 症候群や Alzhei-

TGCV：triglyceride deposit cardiomyovasculopathy

mer（アルツハイマー）型認知症との鑑別に有用である．

（4）心筋梗塞シンチグラフィ

^{99m}Tc-PYP は壊死心筋部に集積する．梗塞後 12 時間程度で集積し，2 ～ 3
日でピークとなる．1 週程度で集積は減少する．

心アミロイドーシスでは老人性や遺伝性のトランスサイレチン蛋白蓄積によ
るタイプ（ATTR）で集積を示すが，免疫グロブリン軽鎖の蓄積によるタイプ
（AL）では集積がなく，鑑別が可能である．

心筋炎では陽性率が低くあまり施行されていない．

2）血液プールシンチグラフィ
（1）ファーストパス法

高放射能比の ^{99m}Tc 標識製剤〔^{99m}Tc-HSA（human serum albumin），
^{99m}Tc-RBC（red blood cell）など〕をボーラスで肘静脈から投与し，10 ～
20mL の生理食塩水でフラッシュする．トレーサが心臓を通過する際に，0.05
秒ごとに連続でデータを収集し数心拍の時間放射能曲線を解析することで左右
心室の機能や，心拍出量，左右シャント，循環時間などを測定できる．

（2）平衡時法

ファーストパス後にトレーサが平衡状態になった時点（5 ～ 10 分後）で心
電図同期にて 1 心拍を 16 ～ 24 に分割しデータを収集する．3 次元データを
収集する場合は SPECT にてデータを収集する．心室壁運動，左右心室の駆出
分画，心室容積，収縮拡張指標などが得られる．

ボーラス
高放射能比の RI を小さな塊として静脈内に急速に投与すること．RI アンギオグラフィに必須のテクニックである．

トレーサ：第 3 章 p.31，側注を参照．

3　骨系：骨シンチグラフィ

骨を形成するヒドロキシアパタイトに結合する ^{99m}Tc 標識リン酸化合物
（^{99m}Tc-MDP，^{99m}Tc-HMDP）を 370 ～ 740MBq 投与し，3 時間後より全身
を撮像する．骨代謝を反映して集積するので悪性腫瘍の骨転移の検出感度は高
く（**写真 6-5**），骨髄炎や骨折（疲労骨折を含む）の検出にも優れている．た
だし，純粋な溶骨性病変では集積せず欠損となる場合もある．骨の血流・血液
プール情報が必要な場合は 3 相骨シンチグラフィ（トレーサ投与時のダイナ
ミック撮像とプール相，骨相の撮像）を施行する．骨髄炎と蜂窩織炎，滑膜炎
の鑑別に有用である．^{99m}Tc-HMDP は ^{99m}Tc-PYP と同様に心アミロイドーシ
スの診断にも有用であり，保険適応となっている．

骨系：放射性医薬品は第 5 章 II-3，p.49 を参照．

ダイナミック撮像
短時間（1 ～ 2 秒）ごとに連続してデータを収集すること．

4　内分泌系：甲状腺
（1）放射性ヨウ素摂取率

甲状腺濾胞細胞は食物から吸収されたヨウ化物イオンを取り込み，有機化す
ることにより甲状腺ホルモン（T_3, T_4）を合成する．T_3, T_4 はサイログロブリ
ンとして甲状腺濾胞内のコロイドに貯蔵され，必要に応じて T_3, T_4 として血

内分泌系：放射性医薬品は 第 5 章 II-4，p.50 を参照．

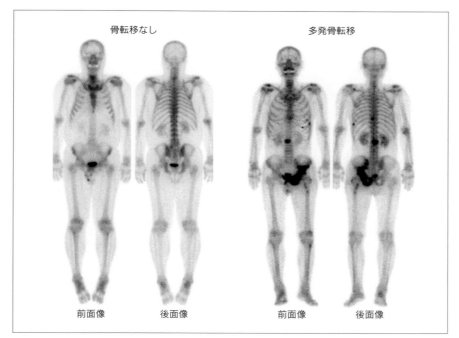

骨転移なし　　　　　　多発骨転移

前面像　　　後面像　　　　前面像　　　後面像

写真 6-5　前立腺がん患者の骨シンチグラフィ
右：脊椎，肋骨，骨盤骨，左大腿骨に集積を認め，多発骨転移が疑われる.

中に分泌される. 甲状腺ホルモンが異常値を示す患者において，放射性ヨウ素摂取率を測定することで病態の把握に役立つ. 1 週間以上のヨウ素制限食の後に ^{123}I カプセルを経口投与し，3，24 時間後の摂取率を測定する（基準値はそれぞれ 5 〜 10，10 〜 40%）. ヨード造影剤の使用やヨード含有薬剤にも留意する. ^{123}I の代わりに ^{99m}Tc-パーテクネテートを用いても摂取率が測定できる（基準値は 0.5 〜 4.0%）. ヨード制限の前処置が不要であり，静注 20 分で摂取率測定とシンチグラフィを撮る. ^{99m}Tc-パーテクネテートや放射性ヨウ素摂取率の測定は甲状腺中毒症の鑑別にきわめて有用であり，Basedow（バセドウ）病では摂取率が高くなるのに対して，破壊性甲状腺炎では著明に低下する. 甲状腺機能低下症での可逆性の判断には ^{123}I 摂取率が有用であり，摂取率が高いとヨウ素制限食にて機能低下が改善する可能性が高い.

(2) 甲状腺シンチグラフィ

　摂取率の測定後あるいは ^{123}I 投与 3 時間後，^{99m}**Tc-パーテクネテート**投与 20 分後にシンチグラフィを撮る. 甲状腺中毒症の鑑別に加え（**写真 6-6**），甲状腺結節，異所性甲状腺の精査に有用である. 甲状腺結節に集積した場合は良性と考えてよく，機能性結節による甲状腺中毒症はプランマー病とよばれる（**写真 6-7**）.

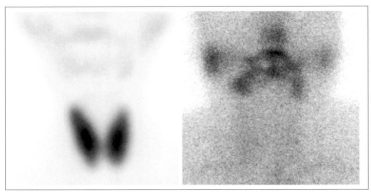

写真 6-6　甲状腺中毒症を認め，Basedow 病と破壊性甲状腺炎の鑑別のため
^{99m}Tc シンチグラフィを施行した 2 症例
左：Basedow 病では甲状腺へのびまん性高集積を認める．右：破壊性甲状腺炎の一つ
である無痛性甲状腺炎では甲状腺集積はほとんど認めない．

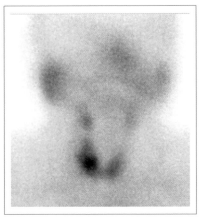

写真 6-7　甲状腺中毒症の精査のため
^{99m}Tc シンチグラフィを施行
した症例
甲状腺右葉に限局性の集積増加を認める．プ
ランマー病（写真）では甲状腺機能性結節へ
の高集積を認める．

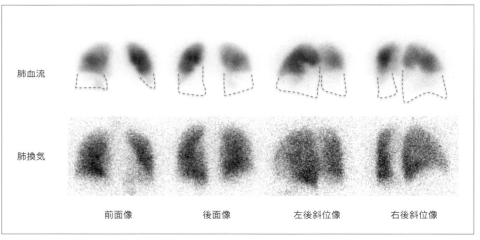

肺血流

肺換気

前面像　　　　　後面像　　　　左後斜位像　　　右後斜位像

写真 6-8　肺塞栓症例
右中下葉，左下葉の血流欠損を認めるが，その部の換気は正常である．肺換気像は ^{99m}Tc-テクネガスを用いて
いる．

5　呼吸器系

（1）肺血流シンチグラフィ

　　仰臥位にて ^{99m}Tc-MAA を静注する．前後，左右側面，左右前後斜位の 8 方
向から撮像するか，SPECT による 3 次元画像を撮る．肺血流分布に従って，
MAA が肺細動脈に塞栓し血流分布画像が得られる．肺血栓塞栓症，大動脈炎
症候群，先天性肺血管異常，閉塞性肺疾患に伴う血流異常などの評価に有用で
ある（**写真 6-8**）．また右左シャントがあると，肺以外の臓器・組織の描出を
認めシャント率を算出できる．

> 呼吸器系：放射性医薬品
> は 第 5 章 Ⅱ-5, p.50 を
> 参照．

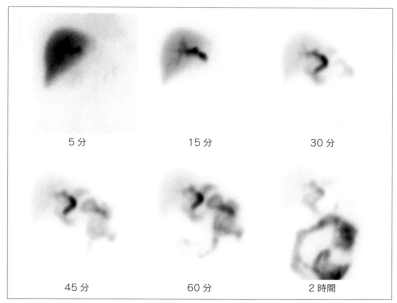

5分　　　　15分　　　　30分

45分　　　　60分　　　　2時間

写真 6-9　^{99m}Tc-PMT による肝・胆道シンチグラフィ
胆嚢摘出後．左上から右下へ5, 15, 30, 45, 60分, 2時間後像．肝臓が描画された後,
すみやかに腸管に排泄されている.

(2) 肺換気シンチグラフィ

　肺胞から吸収されないトレーサを吸入することで換気分布を評価する．^{99m}Tc-テクネガス（写真 6-8），^{81m}Kr-クリプトンガスを吸入しその分布を撮像する．^{99m}Tc-テクネガスは吸入により肺胞壁に沈着したのち定常状態を保つので，初回吸入分布画像が撮れる．^{81m}Kr は半減期が 13 秒と短く，持続吸入しながら撮像する．いずれも肺血流と同様に撮像可能である.

6　肝臓・胆道系
(1) 肝アシアロシンチグラフィ

　肝表面に存在するアシアロ糖蛋白受容体は，アシアロ糖蛋白を認識し特異的に結合し肝細胞内に取り込む．この受容体数は機能肝細胞数を反映し，肝細胞機能とよく相関する．^{99m}Tc-GSA はアシアロ糖蛋白受容体に結合するので，肝機能評価を目的にシンチグラフィを施行する．トレーサ投与後 20 分まで連続的に平面像または SPECT でデータ収集を行う．平面像では 3 分および 15 分後の肝臓（L）と心臓（H）の放射能から，肝集積の指標として $LHL_{15} = L_{15}/(L_{15} + H_{15})$，血中残留の指標として $HH_{15} = H_{15}/H_3$ を算出する．ダイナミック SPECT では肝臓，心臓の時間放射能曲線を薬物動態理論式にあてはめ，受容体数や肝クリアランスなどを求めるいくつかの手法が開発されている.

(2) 肝・胆道シンチグラフィ（写真 6-9）

　空腹状態で ^{99m}Tc-PMT を静注し，経時的に 60 分間撮像する．胆嚢描出や肝内胆汁排泄がみられない場合はさらに 90, 120, 180 分像を追加し，必要

> 肝臓・胆道系：放射性医薬品は第 5 章 Ⅱ-6, p.51 を参照.

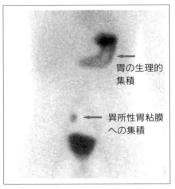

写真 6-10　異所性胃粘膜の検出
^{99m}Tc-パーテクネテートを投与 45 分
後の正面像．右下腹部に集積を認め，
異所性胃粘膜の存在が疑われる．胃粘
膜含有 Meckel 憩室と診断された．

に応じて 24 時間像を撮る．乳児黄疸の鑑別（肝炎と先天性胆道閉鎖症），急
性胆嚢炎，胆汁うっ滞の評価，体質性黄疸の鑑別，胆汁漏出の診断などに用い
られる．

(3) 細網内系のシンチグラフィ
　^{99m}**Tc-スズコロイド**，^{99m}**Tc-フィチン酸**を静注し，肝，脾を撮像する．慢性
肝炎の活動性，肝硬変，急性肝炎の評価，肝腫瘍性病変の評価などに用いる．

7　消化器系

消化器系：放射性医薬品
は第 5 章 II-7，p.52 を
参照．

(1) 唾液腺シンチグラフィ
　^{99m}**Tc-パーテクネテート**を投与直後から 30 分間連続撮像する．投与後 20
分時点で酸（レモン汁，梅干しなど）を口腔内に投与することで唾液分泌の反
応性をみる．**Sjögren（シェーグレン）症候群**などの唾液腺機能低下度の評価，
顔面神経麻痺の予後予測や，腫瘍の評価（**Warthin 腫瘍**，**oncocytoma** では
集積する）に用いる．

(2) 異所性胃粘膜の検出
　^{99m}Tc-パーテクネテートは胃粘膜にも集積するので，胃粘膜含有 **Meckel 憩
室**の診断に用いる（**写真 6-10**）．

8　腎・泌尿器系

腎・泌尿器系：放射性医
薬品は第 5 章 II-8，p.52
を参照．

(1) 腎動態シンチグラフィ
　^{99m}**Tc-DTPA**，^{99m}**Tc-MAG$_3$** 投与直後からダイナミック収集する．腎血流
相，皮質相，排泄相を評価し分腎機能をみる．^{99m}Tc-DTPA では**糸球体濾過率**
（GFR），^{99m}Tc-MAG$_3$ では**有効腎血漿流量（ERPF）**の評価が可能である．腎
の時間放射能曲線は**レノグラム**として診断に用いられている（**写真 6-11**，**図
6-1**）．

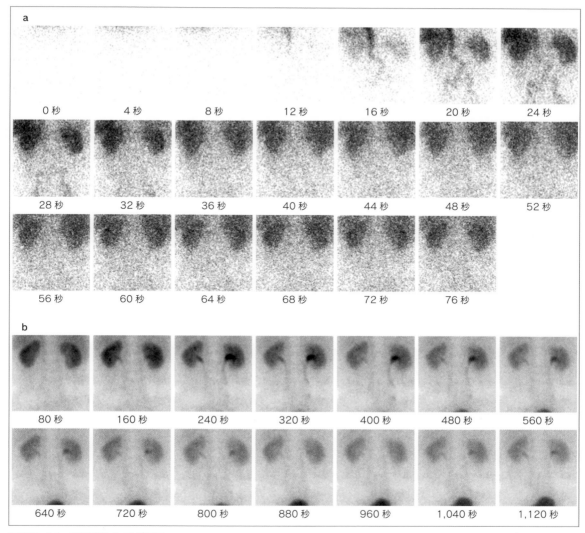

写真 6-11　腎動態シンチグラフィ
a：⁹⁹ᵐTc-DTPA による腎臓部の RI アンギオグラフィ（血流相）.
左上から右下へ 4 秒ごとの画像を示している. 左右腎臓の血流は良好である. 大動脈の著明な蛇行を認める.
b：⁹⁹ᵐTc-DTPA による腎臓部の継時的画像（皮質相, 排泄相）.
左上から右下へ 80 秒ごとの画像を示している. 腎臓へ集積後, 腎盂腎杯系へ排泄され, 腎臓の集積は減少していくのがわかる.

（2）腎静態シンチグラフィ

　⁹⁹ᵐTc-DMSA を静注後, 多方向像または SPECT を施行する. 腎の形態, 局
所機能の評価が可能である.

> 腫瘍・炎症系：放射性医
> 薬品は第 5 章 Ⅱ-9, p.53
> を参照.

9　腫瘍・炎症系

（1）⁶⁷Ga シンチグラフィ

　炎症性病巣, 悪性腫瘍の検索に用いられる. 投与 48 〜 72 時間後に全身像

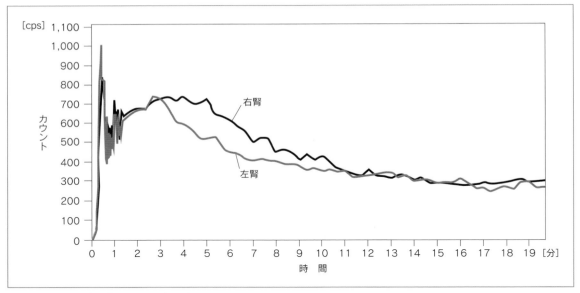

図 6-1　時間放射能曲線（レノグラム）
写真 6-11 と同一症例における，^{99m}Tc-DTPA による腎臓部に関心領域を設定して求めた時間放射能曲線である．80 秒までは血流相画像から，それ以降は皮質，排泄相画像から得られた曲線である．

を撮像後，必要に応じて SPECT を追加する．

（2）^{201}Tl シンチグラフィ

投与 15 〜 20 分後に撮像する．腫瘍血流，悪性度を反映して集積する．Viable な（生きている）腫瘍細胞に集積するので，化学療法や放射線治療などの効果判定にも非常に有用である．

（3）^{111}In-ペンテトレオチド（商品名：オクトレオスキャン；Octreoscan）

ソマトスタチン受容体を発現している神経内分泌腫瘍の診断に用いる．投与 4，24 時間後に撮像する．

10　リンパ系

（1）リンパ節シンチグラフィ

^{99m}Tc-フィチン酸，^{99m}Tc-スズコロイド，^{99m}Tc-HSA を皮下間質に注入し，リンパ系への移行を撮像する．最もよく施行されるものは下肢から鼠径・骨盤リンパ節への移行をみる下肢リンパ節シンチグラフィである．

（2）センチネルリンパ節シンチグラフィ

センチネルリンパ節（SLN）とは見張りリンパ節のことであり，腫瘍部から流出するリンパ流が最初に経由するリンパ節である．したがって，この SLN をリンパ節シンチグラフィにより同定し，そのリンパ節を摘出し病理学的に微小転移を精査することで手術術式を決定できる．すなわち，転移がなければその下流のリンパ節郭清は不要になる．^{99m}Tc-フィチン酸，^{99m}Tc-スズコロイドがよく用いられる（**写真 6-12**）．

> **^{67}Ga がよく集積する病変**
> ^{67}Ga が強く集積する病変として SLIM を覚えておくとよい．すなわち，sarcoidosis（活動性結核，塵肺症，肉芽腫性病変も含む），lymphoma（リンパ腫），inflammation（炎症），malignant melanoma（悪性黒色腫）である．

> **ペンテトレオチド集積と腫瘍分化度の関係**
> 神経内分泌腫瘍は増殖の程度によりグレード 1 〜 3 に分類され，分化度の高い 1 〜 2 にオクトレオスキャンはよく集積する．グレード 3 の神経内分泌がんには集積は低く，FDG がよく集積する．

> リンパ系：放射性医薬品は第 5 章 II-10，p.54 を参照．

> センチネルリンパ節：第 5 章 p.54，側注を参照．

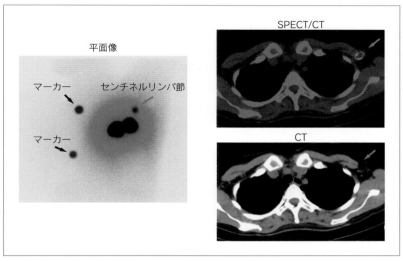

写真 6-12 センチネルリンパ節シンチグラフィ
左乳がん症例．腫瘍部周辺に ^{99m}Tc-フィチン酸を注入し，10分後に撮像したもの．平面像では左腋窩に限局性集積を認める．SPECT/CTでは正常リンパ節への集積を認める（矢印）．このセンチネルリンパ節を摘出し，病理学的に転移の有無を検索する．

ⓘ ポジトロン（陽電子）放射断層撮影（PET）法

PET：positron emission tomography

1 脳神経系

1）局所脳血液量（rCBV）

　COは吸入により2～5分で平衡状態に達し，ヘモグロビンに強く結合しほとんどが赤血球中に存在する．^{15}O-CO ガスを短時間で吸入し2～5分後に撮像開始する．1回の動脈採血にて動脈血中の放射能濃度を求め，減衰補正された脳のカウントとの比を各組織の密度とヘマトクリット値で補正し血液量を求める．

脳神経系：放射性医薬品は第5章 Ⅲ-2, p.56を参照．

2）局所脳血流量（rCBF）

　^{15}O-H$_2$O の静脈投与もしくは ^{15}O-CO$_2$ ガスの吸入が用いられている．^{15}O-H$_2$O の静脈ボーラス投与と持続動脈採血によるオートラジオ法が広く用いられている．^{15}O-CO$_2$ ガスの持続吸入法では，脳内の放射能濃度が一定になった段階でデータ収集を行う．動脈採血を行い定量値を測定する．

3）局所酸素摂取率（rOEF）

　^{15}O-O$_2$ ガスの持続吸入法では，脳内の放射能濃度が一定になった段階でデータ収集を行う．定量値測定には数回の動脈採血が必要である．

4）局所脳ブドウ糖代謝率（rCMRglc）

　脳は全身で消費される約20%のエネルギーをブドウ糖の酸化から得ている．

^{18}F-FDG を安静静止状態で投与し約 1 時間後に撮像する．脳の局所代謝を評価でき，虚血性疾患，Alzheimer 病などの変性疾患の診断やてんかんの焦点検索などに幅広く用いられている．

5）神経・受容体イメージング

ノルアドレナリン系，ドーパミン系，セロトニン系，アセチルコリン系，ベンゾジアゼピン系の受容体やトランスポーターのイメージングが可能である．

6）アミロイドイメージング

Alzheimer 病は，脳へのアミロイド蓄積により脳神経細胞が死滅することで発症すると考えられている．このアミロイドの蓄積状態を画像化するために，脳血液関門を通過しアミロイドに特異的に結合し，結合しない分子はすみやかに脳から血液に消失する性質をもった薬剤として，^{11}C-PIB（Pittsburgh Compound B）が用いられてきた．今後は ^{18}F-フルテメタモル（GE-067），^{18}F-フロルベタベン（AV-1），^{18}F-フロルベタピル（AV-45）が主流になると思われる．

2　循環器系
1）心筋血流

^{13}N-NH$_3$ を用いた心筋血流評価では，心筋血流絶対値を算出できることが強みである．また，安静時と血管拡張薬投与時の血流測定により，**心筋血流予備能**を算出でき，虚血性心疾患のリスク層別化に重要なデータを提供できる．

2）糖代謝（^{18}F-FDG）
（1）心筋生存能の診断

心筋生存能は，インスリンクランプ法により心筋への糖（^{18}F-FDG）の取り込みを促進することで，集積があれば生存心筋と診断する．

（2）サルコイドーシスの診断

原因不明の類上皮非乾酪性肉芽腫を認める疾患で，心臓病変は予後を規定するためその診断はきわめて重要である．生理的集積を抑制するために 18 時間以上の絶食と低炭水化物食の前処置にて ^{18}F-FDG を投与し，病変への集積を診断する．

3　腫瘍・炎症系
1）^{18}F-FDG PET

悪性腫瘍や炎症細胞は糖の取り込みが亢進していることを利用した診断法である．4 ～ 5 時間以上の絶食後にトレーサを静注し，1 時間後と必要に応じて 2 時間後に撮像する．早期胃がんを除く悪性腫瘍が保険適応となっている．悪性腫瘍の病期診断，転移の検出，治療効果の判定，悪性度の評価，再発診断，

循環器系：放射性医薬品は第 5 章 Ⅲ-3，p.57 を参照．

心筋血流予備能
末梢の抵抗血管を拡張させたときの心筋血流量（最大血流量）の安静時の血流量に対する比．正常では 3 ～ 4 である．これが低下すると心筋酸素需要が増加したときに心筋虚血を起こしやすくなる．予後のリスクを規定する重要な因子であると注目されている．

インスリンクランプ法
持続的にインスリンを静注し一定の濃度に保ち，ブドウ糖を静注しながら血糖値を一定に保つ方法．

腫瘍・炎症系：放射性医薬品は第 5 章 Ⅲ-4，p.58 を参照．

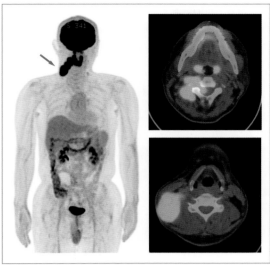

写真 6-13　FDG PET（悪性リンパ腫症例）
右頸部に異常集積を認める（矢印）．頸部以下には病変は指摘
できない．

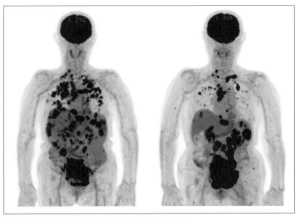

写真 6-14　FDG PET（卵巣がん症例）
治療前（左）は全身に散在する多数の異常集積病変がある．
肺，骨，肝，リンパ節，腹腔内に多発の転移を認めた．治療後
（右）は異常集積が減少しているものの多数の転移が残存して
おり，一部は増大しているのがよくわかる．

予後予測などにおいて有用である．すべてのがんによく集積するわけでなく，
陰性となりやすいものに前立腺がん，尿路系のがん，高分化型肺腺がん，高分
化型肝細胞がん，腎細胞がん，カルチノイド，分化型甲状腺がん，MALT 型
リンパ腫，ムチン産生腫瘍，印環細胞がんなどがある（**写真 6-13，-14**）．

2）¹¹C-メチオニン（¹¹C-Met）

メチオニンは FDG と比べ脳組織への集積が低いため，脳腫瘍の評価に有用
であり先進医療として認められている．腫瘍の広がりの評価や放射線治療後の
壊死と再発の鑑別に優れている．

Ⅲ 核医学と他の医学画像の特徴

1 核医学検査の特徴

特定の臓器機能あるいは特定臓器の特定の機能や状態を反映するトレーサを
用いてターゲットとする機能を画像化する診断法である．各トレーサはそれぞ
れ特異的な集積機序を有しており，その機序に従って，臓器血流，代謝，細胞
膜のイオン輸送，受容体発現，トランスポーター，糸球体濾過，尿細管吸収，
骨のカルシウムリン酸回転，異常蓄積蛋白，細胞膜抗原の発現，等々の機能や
病態を特異的に反映して集積する．トレーサ量はきわめて少なく，薬剤として
の作用はなく，したがって副作用もない．たとえばヨードアレルギーの患者に
対して ¹²³I による甲状腺シンチグラフィを施行してもなんら問題はない．ま
た，近年の種々の内用療法に対して，その効果予測判定を前提としたコンパニ

> **コンパニオン診断**
> 治療のための医薬品の効果
> や副作用を個別の患者ごと
> に投与前に予測するための
> 臨床検査のこと．個別化医
> 療を安全かつ効率的に行う
> ために行われる．たとえば
> 転移性乳がんの治療として
> HER2（human epider-
> mal growth factor re-
> ceptor 2）陽性病変は抗
> HER2 抗体（trastuzum-
> ab）の治療適応となる．
> 病変の生検材料から病理学
> 的にその発現をみることで
> 治療適応が判断できる．生
> 検の代わりに，⁶⁴Cu-DO-
> TA-trastuzumab による
> PET 検査を施行すること
> で各病変の HER2 発現を
> 画像化でき，個別の患者ご
> とに治療適応が決定できる．

オン診断としての側面も期待されている．たとえば，悪性褐色細胞腫の
^{131}I-MIBG 治療の適応決定のための ^{123}I-MIBG シンチグラフィや，分子標的薬
の適否のためのターゲット分子のシンチグラフィなどである．弱点としては
SPECT や PET の分解能が CT, MRI に及ばない点があげられるが，SPECT/
CT, PET/CT, PET/MRI などの融合画像を用いることでより正確な診断が可能
となっている．

2 核医学以外の画像検査法

(1) X 線検査

　X 線管から発生し，体を通過した X 線を画像化する最も単純な検査であり，
汎用性がきわめて高い．日常診療での基本となるもので，胸部単純 X 線像に
代表される．骨病変の診断でも不可欠なものである．また，造影剤と併用する
ことで心血管造影，胃消化管の透視，排泄性尿路造影などが可能となる．分解
能は高いが，2 次元画像である点が弱点でもある．

(2) X 線 CT

　人体の 360 度方向からの透過 X 線像から再構成した 3 次元画像である．定
量性の高い X 線吸収値と高い空間分解能を有する断層像であり，解剖学的構
造，病変の把握に優れる．多列検出器の発達により撮像時間が飛躍的に短縮さ
れ，造影剤を用いたダイナミック撮像ができる．これにより臓器，病変の血流
の評価が可能となっている．被ばくも検出器感度の向上と再構成技術の進歩に
より飛躍的に低減している．

(3) 超音波検査法

　高周波の超音波の体内での反射をとらえ画像化するものである．空間分解
能，時間分解能も高く，被ばくもないので簡便に繰り返し検査ができる．ドプ
ラ法により血流の診断も可能である．組織性状の評価や心臓の動きの解析から
のストレイン評価など機能画像の側面もある．

(4) 核磁気共鳴画像（MRI）

　特定の磁場内の単位体積あたりの水素原子核の密度とその縦緩和（T1），横
緩和（T2），流速（v）などの状態を，繰り返し時間（TR），エコー時間などの
値を調整して画像化したものである．CT に比べ被ばくがなく，軟部組織コン
トラストがよく，骨によるアーチファクトもない．造影剤を用いずに血流の評
価が可能であり，また脂肪，出血や浮腫などの多様な組織性状，脳機能の評価
などが行える．種々の撮像条件を駆使して，functional MRI としての多様な
機能画像としての側面ももつ．

 ドプラ法

音源や観測点が動くときに
超音波の波長や周波数がそ
の速度に依存して変化する
現象をドプラ効果といい，
これを利用して血流を測定
する方法．

MRI：magnetic reso-
nance imaging

第 7 章　放射線の人体に対する影響

Ⅰ　放射線の生物作用

　放射線は画像診断や放射線治療など医療分野を始めとして人類に多大な利益をもたらしているが，同時に人体に障害を与える可能性もあるので，医療関係者が放射線の人体に対する影響を理解することは必須である．本章では，放射線のエネルギーが分子に与えられる化学的過程から，細胞や個体への障害の発現までの作用過程を概説する．

　以下に述べる放射線の人体に対する障害の分類と特徴を**表 7-1** にまとめた．

1　身体的影響と遺伝的影響

　放射線による影響が被ばくした本人に現れるものを**身体的影響**という．身体的影響は，さらに被ばくしてから影響が現れるまでの期間（潜伏期）により区別され，被ばく後数週間以内に現れるものを**急性（早期）障害**といい，数カ月から数年後と長い潜伏期を有するものを**晩発性障害**という．

　これに対し，被ばくした本人だけではなく，その影響が子孫にまで及ぶものを**遺伝的影響**という．遺伝的影響は生殖細胞の遺伝子の変異として子孫に受け継がれるが，子孫に必ず障害が現れるわけではない．

2　確率的影響と確定的影響

　国際放射線防護委員会（ICRP）は，放射線の量と単位，放射線に関する概念や専門用語を提唱し，ヒトに対する放射線の影響を解析評価したうえで，科学的根拠に基づき，人体の放射線からの防護を勧告する国際的な学術組織である．ICRP は 1990 年勧告 Publication 60（Publ. 60）で放射線の影響を放射線の被ばく線量と発生頻度との関係に基づいて，**確率的影響**（stochastic effect）と**確定的影響**（deterministic effect）に分類した．

> **諸刃の剣**
>
> 放射線は，がん細胞に照射して障害を与えれば放射線治療となる一方，予期しない被ばくでは，同じ作用を放射線障害とよぶ．薬の作用も期待した効果を薬効というが，期待していないものは副作用と区別するのと同様で，我々にとって期待した現象かどうかで同じ現象をよび分けている．

> ICRP : International Commission on Radiological Protection

表 7-1　放射線障害の分類と特徴

身体的影響	急性（早期）障害	放射線宿酔，血球減少，脱毛，皮膚障害，不妊など	胎児への影響	確定的影響	しきい線量：あり　線量の増加により重篤度が増加
	晩発性障害	白内障，再生不良性貧血など			
		発がん（白血病など）		確率的影響	しきい線量：なし　線量の増加により発生頻度が増加
遺伝的影響					

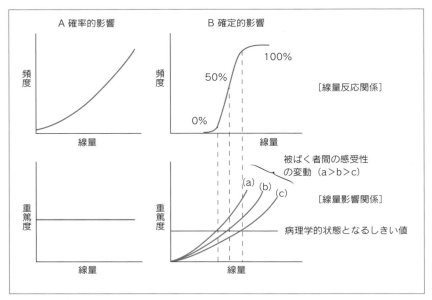

図7-1 確率的影響と確定的影響

　確定的影響とは，影響が現れる最低の線量である**しきい線量**を超える被ばくにより生じる障害で，被ばく線量が増加するに従い症状の重篤度が増加する（**図7-1B**）．発がんを除く**身体的影響**は確定的影響である（**表7-1**）．一方，少線量の被ばくでも線量の増加に伴って発生頻度が増加する影響（**図7-1A**）を**確率的影響**といい，遺伝子の突然変異により生じる**発がん**と**遺伝的影響**がこれにあたる（**表7-1**）．

3　放射線の生物作用の特殊性

　放射線の生体への影響は，薬剤や刺激等と異なり，以下のような特徴がある．

① わずかなエネルギーで大きな生物作用を生じる．たとえば，ヒトがX線を全身に急性照射された場合，60日以内に半数が死亡する線量（$LD_{50/60}$）は約4Gyであるが，これを体重60kgのヒトに吸収されるエネルギーとして熱量に換算すると，わずか57calである．

② 放射線による生物作用には，その症状や発現様式に放射線特有のものはない（**症状の非特異性**）．突然変異や発がんは放射線を被ばくしなくても自然に発生するし，皮膚の紅斑や脱毛も他の要因で起こりうる症状である．したがって，いずれの障害が現れても放射線誘発であると断定できない．

③ 同一の放射線に被ばくした場合でも，線量によって障害の種類が異なるうえに，その現れ方と経過が多様である（**病型の多様性**）．

④ 被ばくした放射線は身体内に残留しないので，障害の原因が放射線によるものと同定できない要因となっている．

組織反応（tissue reactions）
ICRPは2007年勧告（ICRP Publication 103）において，確定的影響に代わる同意語として「組織反応」を導入した．

放射線防護の目的
放射線防護の最終的な目的は，確定的影響（組織反応）の発生を防止し，確率的影響のリスクを合理的に達成可能な程度に低減することにある．

⑤ 障害の発生に**潜伏期**があり，ヒトの寿命に匹敵するほど長いものもある.
⑥ 身体的影響のみならず**遺伝的影響**もあるため，被ばくした個人だけでなく子孫にも影響する.

4　放射線の生体分子への作用過程

　放射線の生体への影響は，放射線のエネルギーが生体分子に与えられて，これらの分子を電離または励起することから始まり，原子レベルから細胞，組織，個体レベルと進展する．その作用過程は**図 7-2** に示すように，次の各段階を経て障害発現につながる.
① 物理的過程（$10^{-18} \sim 10^{-13}$ 秒）：生体分子を構成する原子の**電離・励起**
② 化学的過程（$10^{-12} \sim 10^{0}$ 秒）：種々のイオン・**フリーラジカルの生成**
③ 生化学的過程（数秒～数分）：生体高分子，主に **DNA の損傷**

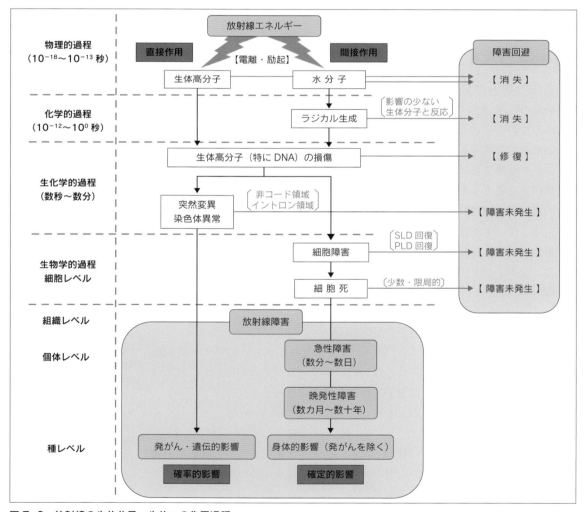

図 7-2　放射線の生体分子・生体への作用過程

④ 生物学的過程：

a) 細胞レベルの障害：DNA 損傷を受けた細胞は**突然変異**を生じ，損傷が致命的な場合は**細胞死**を起こす．

b) 組織レベルの障害：組織を構成する相当数の細胞が細胞死を起こせば，**確定的影響**として機能障害などの放射線障害として現れる．

c) 個体レベルの**身体的影響（急性（早期）障害）**：組織レベルの確定的影響が全身症状として現れ，症状が重篤であれば個体死につながる．

d) 個体レベルの**身体的影響（晩発性障害）**：体細胞に突然変異が生じれば，**確率的影響**の発がんを誘起する可能性がある．

e) 種レベルの**遺伝的影響**：生殖細胞が突然変異を起こした場合には，遺伝的障害として子孫に影響が及ぶことがある．

これらの過程において生成した活性分子種も影響の少ない生体分子と反応したり，DNA が損傷しても修復され，さらに遺伝子が変異した細胞は細胞死により除去されるなど，多くの場合は個体レベルの障害には至らない（**図7-2**）．

Ⅱ 分子レベルの影響

1 直接作用と間接作用

放射線の生体分子への作用機序には，直接作用と間接作用がある．放射線が生体内の標的分子に直接作用し，電離または励起することにより DNA 損傷などの障害を生じることを**直接作用**という．一方，放射線が生体内に多数存在する水分子を電離または励起し，生じた**フリーラジカル**を介して間接的に生体分子に作用することを**間接作用**という（**図 7-3**）．直接作用は，α 線，中性子線などの**高 LET 放射線**で生じやすく，間接作用は，X 線，γ 線などの電磁波や β 線，電子線，陽子線などの**低 LET 放射線**で起こりやすい．

放射線により生成したラジカルが分子に作用することにより生じるこの後の変化は，発がん性物質などの他の化学物質による障害と同じであり，これが「症状の非特異性（Ⅰ-3-②）」の原因である．

2 ラジカルの生成と生体分子との反応

放射線の間接作用では，生体の 70 〜 80％を占める水分子に対する放射線の電離または励起作用により，反応性の高い**フリーラジカル**が生じて，種々の活性分子種に変化しながら生体分子に作用して損傷を与える．

電　離：$H_2O \longrightarrow \cdot H_2O^+ + e^-, \quad e^- + nH_2O \longrightarrow e^-_{aq}$

励　起：$H_2O \longrightarrow [H_2O^*] \longrightarrow H^+ + \cdot OH$

上記の水の放射線分解とその後の二次反応によって生成する分子種の**放射線化学収率**（G 値）（**表 7-2**）から明らかなように，純水中では水酸化ラジカル（・OH）および**水和電子**（e^-_{aq}）の収率が高く，これらの活性分子種の間接作用における役割は大きい．

フリーラジカル（遊離基）
外殻軌道に不対電子をもつ原子または分子．外殻軌道電子が対になれば安定であるが，対にならない不対状態では反応性に富んだ遊離基となる．

線エネルギー付与（linear energy transfer；LET）
放射線の飛跡に沿った単位長さあたりに与えるエネルギーを表す．放射線の線質を示す指標として用いられ，一般に高 LET 放射線ほど生物作用が強い．

放射線化学収率（G 値）
放射線照射による活性分子種の生じやすさの指標として，放射線のエネルギー 100eV を吸収したとき生成する分子数を G 値で表す．

水和電子
運動エネルギーを失った熱電子の周りに，分極した水分子の正電荷部位を内側に配列した状態（**図 7-4**）．

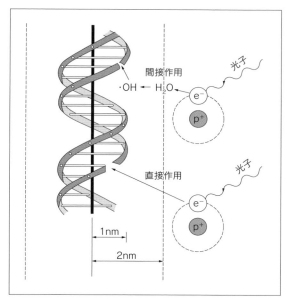

図 7-3　DNA に対する直接作用と間接作用
（Eric J.Hall 著，浦野宗保訳：放射線科医のための放射線生物学.
第 4 版，篠原出版新社，1995 より改変）

表 7-2　X（γ）線照射による純水（pH7.2）の G 値

生成分子種	放射線化学収率（G 値）
水素ラジカル（H・）	0.6
水酸化ラジカル（・OH）	2.8
水和電子（e_{aq}^{-}）	2.8
水素（H_2）	0.45
過酸化水素（H_2O_2）	0.75

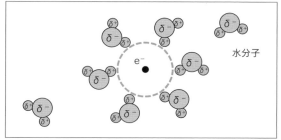

図 7-4　水和電子の概念図

さらに酸素が存在すると，酸素とラジカルが反応してより反応性に富んだ**活性酸素**が生成するため，放射線の作用を増強する（「3-3）酸素効果」，p.82 を参照）.

3　放射線感受性の修飾要因

　放射線の間接作用の根拠として，細胞の放射線感受性は種々の要因によって影響される．いずれの修飾要因にもフリーラジカルが大きく関与している.

1）希釈効果

　放射線を溶液に照射する場合に，溶質の濃度が低い方が高いときよりも溶質に対する放射線の効果の割合が大きくなることを**希釈効果**という．一定の放射線量を照射した場合，間接作用では，溶質の濃度に関係なく，生じる活性分子種の数は一定であり，障害分子数も一定となるので，溶質の濃度が低い方が障害を起こす割合が高くなる（**図 7-5**）.

2）温度効果

　温度が低下すると放射線の生物作用も減少することを**温度効果**とよぶ．低温によりラジカルの溶液中での拡散性が減少することによると考えられている.**温熱療法**（hyperthermia）の併用により放射線治療の増感作用がみられるが，これも温度効果によるものである.

> **活性酸素**
>
> 酸素分子の還元段階で生じるスーパーオキシド（O_2^{-}），ヒドロペルオキシラジカル（$HO_2・$），過酸化水素（H_2O_2），水酸化ラジカル（・OH）を総称して活性酸素という．これらは細胞に障害を与えるため，細胞内には活性酸素を無毒化する抗酸化酵素が存在する.

> **呼吸により生じる活性酸素**
>
> 呼吸により，酸素分子は細胞内で 4 電子還元を受けて水に変換される．この過程で酸素分子が 1 電子還元～3 電子還元された結果，上記スーパーオキシド（O_2^{-}），過酸化水素（H_2O_2），水酸化ラジカル（・OH）を生じる．すなわち活性酸素は細胞の呼吸活動で常に発生しているものの，その大部分はグルタチオンなどのラジカルスカベンジャーによって除去されているのである.

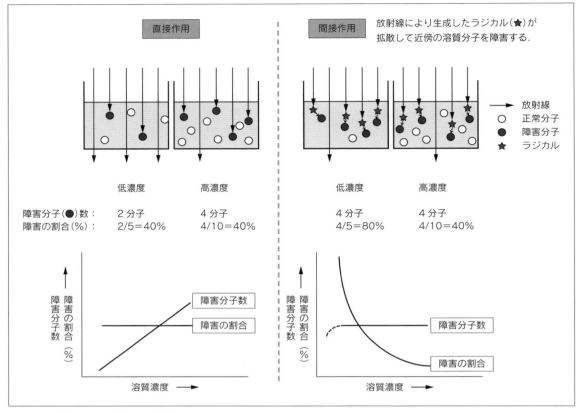

| | | 直接作用 | | | 間接作用 | 放射線により生成したラジカル(★)が拡散して近傍の溶質分子を障害する. |
| | 低濃度 | 高濃度 | | 低濃度 | 高濃度 | |

	低濃度	高濃度	低濃度	高濃度
障害分子(●)数:	2分子	4分子	4分子	4分子
障害の割合(%):	2/5=40%	4/10=40%	4/5=80%	4/10=40%

図7-5 直接作用と間接作用の希釈効果

3) 酸素効果

酸素効果とは，放射線による生物作用が無酸素条件と比べ，酸素存在下の方が大きくなることをいう．これは，酸素が存在すると，ラジカルが酸素と反応し，活性酸素などのより反応性に富むラジカルが生じることによる．無酸素下と酸素存在下で同一の生物作用を得る放射線量の比を**酸素増感比（OER）**といい，酸素分圧が30mmHgを超えるとほぼ一定となる（ヒト正常組織の酸素分圧は40〜100mmHg）（図7-6）．X線，γ線などの低LET放射線のOERは2.5〜3.0を示すが，高LET放射線では間接作用の寄与が小さいために酸素効果は小さい．腫瘍組織に存在する低酸素細胞の放射線感受性の低下が，放射線治療時には問題となる．

4) 保護効果および増感効果

放射線照射時に，細胞内にグルタチオンのように分子内にSH基やS-S結合を有する化合物が存在すると，ラジカルと反応して除去することから放射線の生物作用を低減する保護作用を示す．このような化合物は**ラジカルスカベンジャ**とよばれ，**放射線防護剤**ともいう．反対にがんの放射線治療のためにニトロイミダゾール誘導体などが放射線の作用を増す**放射線増感剤**として研究され

OER：oxygen en-hancement ratio

酸素効果におけるグルタチオンの役割
細胞に放射線を照射するとラジカルが生じてDNAを損傷する（「Ⅱ-2 ラジカルの生成と生体分子との反応」を参照）．この際，細胞内に存在する内因性のグルタチオンによりラジカルが捕捉されるので，通常の細胞ではDNA損傷の程度が下がっている．一方，酸素が同時に存在すると，ラジカルがグルタチオンに捕捉されるより速く酸素と反応して活性酸素などが生じるためにDNA損傷の割合が増える．したがって，グルタチオンが存在しないDNA溶液では酸素効果は現れない．

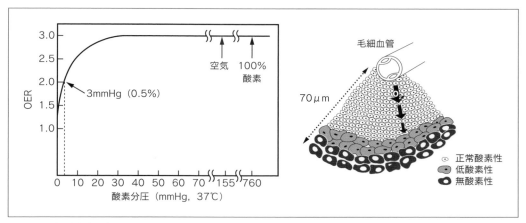

図7-6　放射線感受性と酸素分圧との関係
酸素分子は毛細血管から拡散によって細胞に供給されるため，拡散限界より離れた細胞は低酸素から無酸素状態となり壊死に至る．血管新生が十分でないまま増殖する固形がんで起こりやすい．
(Eric J.Hall 著，浦野宗保訳：放射線科医のための放射線生物学．第4版，篠原出版新社，1995 より改変)

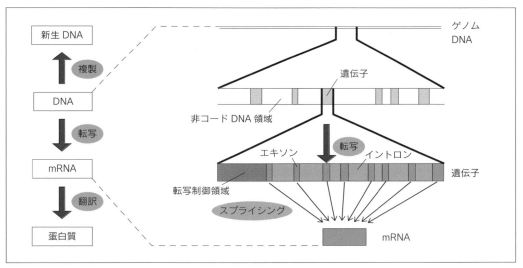

図7-7　セントラルドグマとDNAの転写・スプライシング

てきたが，副作用が強く臨床使用には至っていない．

4　DNAの損傷と修復

1）生体内標的高分子

　放射線作用の標的として重要な生体内高分子は，**デオキシリボ核酸（DNA）**である．DNAは二重らせん構造の糖鎖であり，遺伝子として**複製**されるとともに，スプライシングによって一重鎖のmRNAに転写された後，**翻訳**されて遺伝子コードに基づいた蛋白質が合成される（**セントラルドグマ**，図7-7）．

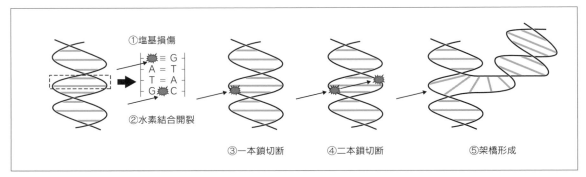

図7-8 放射線による DNA の損傷

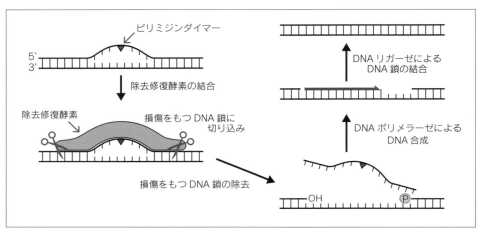

図7-9 ヌクレオチドに対する除去修復

2) DNA 損傷

　放射線や紫外線が人体に作用するとフリーラジカルが生成し，DNA に対する①**塩基損傷**，②水素結合開裂，③**一本鎖切断**，④**二本鎖切断**，⑤架橋形成などの DNA 損傷を生じる（**図7-8**）．これらの変化は，異常蛋白質の生成や突然変異として晩発性障害や遺伝的影響をもたらす可能性がある．

3) DNA 修復

　一方，放射線などの外的要因により損傷された DNA も大部分は修復されて障害には至らない．DNA 損傷の修復には，次のような機構が考えられている．
① **除去修復**：損傷部の塩基やヌクレオチドを除去修復酵素によって除去し，対となるヌクレオチドから相補的に合成し直す（**図7-9**）．
② **組換え修復**：塩基損傷があると DNA 複製時に新生 DNA に欠損部ができるが，複製前に対になっていた反対側のヌクレオチドを切り出して組み換える．切り出された元の DNA 鎖に欠損ができるが，すでにできあがっている対の新生 DNA 鎖を鋳型に合成が可能である（**図7-10**）．
③ **相同組換え修復**：二本鎖切断が生じると切断部位の 3' 端を突出させ，細

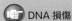

DNA 損傷

DNA の損傷は日常的に生じており，その発生頻度は 1 細胞あたり 1 日に数万～数十万カ所といわれている．その大半は紫外線によるピリミジンダイマーの形成である．

色素性乾皮症

除去修復酵素を欠損している遺伝病であり，紫外線高感受性で日光の露光により皮膚がんが多発する．健常人は除去修復酵素により頻回に除去修復している証拠を示している．

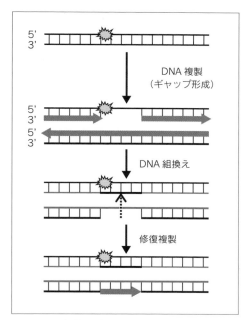

図 7-10　組換え修復

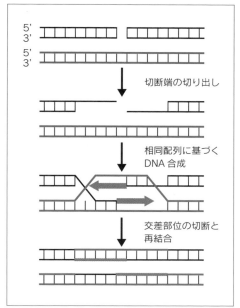

図 7-11　相同組換え修復

表 7-3　放射線による DNA 鎖切断数

DNA 鎖切断		γ線：低 LET 放射線 2.5Gy [LD$_{50}$]	α線：高 LET 放射線 0.42Gy [LD$_{50}$]
一本鎖切断	誘発	1,000	56
	未修復	7.5 [0.75%]	5.6 [10%]
二本鎖切断	誘発	20	9
	未修復	2.0 [10%]	3.6 [40%]
一本鎖切断と二本鎖切断の未修復の合計		9.5 [0.93%]	9.2 [14%]

[　]内は未修復の割合（%）.　　　　　　　　　　　　　　　　(Cole A., et al. 1980)

胞分裂に備えて複製された姉妹染色分体などの相同 DNA を利用して，損傷を受けていない相同の二本鎖 DNA を鋳型として正しい配列を合成し，最後に交差部位の切断と再結合により修復が完了する（**図 7-11**）.

γ線とα線の半致死線量 LD$_{50}$ を照射した場合に誘発された**一本鎖切断**および**二本鎖切断**数と修復後に残った未修復の数を**表 7-3**に示す. γ線，α線ともに一本鎖切断より二本鎖切断の誘発数はきわめて少ないが，未修復の割合が高い. また，低 LET 放射線のγ線では多くの切断が誘発されるが，大部分が修復されるのに対し，高 LET 放射線のα線照射では，誘発数は少ないものの未修復で残る割合が高くなり，高 LET 放射線による DNA 鎖切断の方が修復しにくいことがわかる. 以上の結果，未修復の合計がγ線で 9.5，α線では 9.2 とほぼ同数となり，LD$_{50}$ のように同じ細胞効果として現れてくる.

 非相同末端結合修復

二本鎖切断は相同組換え修復で正確に修復できるが，DNA を複製後（細胞周期の S 期後半から G$_2$ 期）にしか行えない. 一方，切断端の切り出し後に直接再結合させる非相同末端結合修復はいつでも行えるが，修復が不正確で突然変異の原因となる. しかし，ほ乳類のゲノムでは蛋白質をコードしている領域はごくわずか（ヒトでは全ゲノムの約 2%）であるため，この修復機構でも容認できる.

Ⅲ 細胞レベルの影響

　放射線の細胞に対する影響は，次のような特徴を有している．

1　細胞周期と放射線感受性

　細胞は G_1（準備，gap）期→ S（DNA 合成，synthesis）期→ G_2 期→ M（分裂，mitosis）期という一定の**細胞周期**で分裂する．正常細胞の一部は G_0（休止）期として分裂を停止している（**図 7-12**）．細胞の**放射線感受性**は細胞周期により変化する．照射後の細胞生存率は M 期が最も低い，すなわち放射線感受性が最も高く，G_1 後期から S 期への移行期も感受性は高い．一方，G_1 初期，S 期後半から G_2 前期および G_0 期は放射線感受性が低い（**図 7-13**）．

2　分裂遅延

　培養細胞に放射線を照射すると，分裂頻度の低下や細胞周期の延長などの**分裂遅延**が認められる．照射により細胞の M 期への移行が損なわれ，G_2 期に留まることで分裂遅延することから，**G_2 ブロック**ともよばれる．

3　細胞死

　細胞死には，放射線照射を受けた後に数回の分裂を経て死に至る**増殖死**または**分裂死**と，照射後，分裂することなく死に至る**間期死**がある．一般に大線量を被ばくすると，あらゆる細胞は受動的な壊死（ネクローシス）の間期死を起こす．一方，リンパ球や卵母細胞では比較的低線量で間期死に至り，**高感受性間期死**とよばれるが，この高感受性間期死は，損傷を受けた細胞が自己を排除するために能動的に起こす生理的な死である**アポトーシス**である．

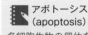
**アポトーシス
（apoptosis）**
多細胞生物の個体を維持するために，障害を受けた有害な細胞に誘導されるプログラムされた細胞死のこと．

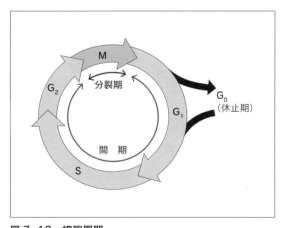

図 7-12　細胞周期
細胞分裂の結果生じた細胞が再び細胞分裂する G_1，S，G_2，M 期の過程を細胞周期という．特に分裂期（M 期）以外の G_1，S，G_2 期を間期とよぶ．

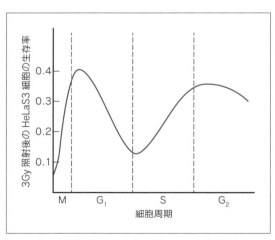

図 7-13　細胞周期と放射線感受性
(Terashima, T., et al.: *Biophys. J.*, **3**：11 ～ 33, 1963 より改変)

4 細胞障害からの回復

　放射線照射を受けた細胞でも，回復が可能な損傷である**亜致死損傷**（sub-lethal damage；**SLD**）からは，一定時間後には回復する．これを**SLD回復**といい，通常低LET放射線でみられる．一方，本来は死ぬ細胞が照射後の環境条件により回復する**潜在的致死損傷**（potentially lethal damage；**PLD**）からの回復（**PLD回復**）がある．

　細胞が障害を受けても，このように回復したり，あるいは少数の障害を受けた細胞が細胞死によって除去された場合は，必ずしも組織レベルの機能障害には至らないことから身体的影響として現れない（**図7-2**）．

線量率効果

同一線量の放射線が照射される場合，線量率の小さい方が影響が小さくなることを線量率効果という．SLD回復によるものであり，低LET放射線で認められる．

Ⅳ 組織・臓器レベルの影響

1 細胞動態による組織・臓器の分類と放射線感受性

　各組織・臓器の細胞動態は，細胞分裂の観点から次のように分類される．

① **細胞再生系**（分裂系）：未分化でさかんに細胞分裂する幹細胞から分化して，常に新しい機能細胞がつくられている組織・臓器である．骨髄などの造血組織，生殖腺，小腸，水晶体，皮膚などが細胞再生系の組織・臓器であり，放射線感受性は高い．

② **休止系**（潜在的再生系）：細胞分裂が停止し細胞周期の休止期（G_0期，**図7-12**）にある細胞群で，通常分裂しないが，損傷などにより分裂を開始する組織・臓器であり，放射線感受性は中程度である．

③ **定常系**（静止系）：神経組織や筋肉など分化して組織が完成した後は分裂せずに生涯存続する組織・臓器で，放射線感受性はきわめて低い．

　代表的な組織・臓器の放射線感受性を**表7-4**に示す．**ベルゴニー・トリボンドーの法則**は組織・臓器の**放射線感受性**の傾向を表す経験則で，①分裂の頻度が高い細胞，②今後の分裂過程が長い細胞，③形態・機能が未分化な細胞ほど放射線感受性が高いとされる．したがって，細胞再生系の組織・臓器の放射線感受性が高いが，リンパ球は例外で分裂能はほとんどないが放射線感受性は高く，低線量で**高感受性間期死**を起こす（「Ⅲ-3 細胞死」，p.86を参照）．また，女性の乳腺組織は，第二次性徴期，妊娠期，授乳期などホルモンによる乳

ベルゴニー・トリボンドーの法則の例

①分裂頻度が高い細胞：造血幹細胞，精母細胞・精原細胞，腸クリプト細胞など
②今後の分裂過程が長い細胞：成熟後の卵母細胞，胎児期の細胞など
③形態・機能が未分化な細胞：各組織の幹細胞など
ただし，リンパ球は例外で，分裂はほとんどしないが放射線感受性は高い．

表7-4　組織・臓器の放射線感受性

放射線感受性	組織・臓器
高い	リンパ組織，造血組織，生殖腺，小腸上皮，水晶体，胎児
やや高い	口腔粘膜，毛根，汗腺，唾液腺，皮膚上皮，毛細血管上皮，食道上皮，膀胱上皮
中程度	脳，脊髄，肺，肝臓，胆嚢，腎臓
やや低い	甲状腺，膵臓，関節，軟骨
低い	神経組織，筋肉，脂肪組織，結合組織

腺細胞の分裂頻度・分化度の変化に伴い，放射線感受性も変化する．

2 組織・臓器の確定的影響

主な細胞再生系組織の**確定的影響**と潜伏期，しきい値を**表7-5**に示す．

① **生殖腺**：男性の精巣では精子形成の幹細胞である精原細胞が，女性の卵巣では若い卵母細胞ほど放射線感受性は高く，0.1Gy程度の被ばくでも短期間の一時的**不妊**を呈する場合がある．また3～6Gyを超える被ばくでは，幹細胞が死滅することにより永久不妊となる．

② **骨髄（造血臓器）**：赤色骨髄の被ばくにより造血機能が低下し，血球の供給が停止する．被ばく後の**血球数の減少**は血球細胞の寿命に依存しており，リンパ球（寿命は数時間～）→顆粒球（白血球で6～10日）→血小板（10日）→赤血球（4カ月）の順に減少する．末梢血液中でも，被ばくによる影響が現れやすいのは白血球であり，0.25Gy程度から減少

表7-5　人体組織の確定的影響とγ線急性吸収線量のしきい値

組織	影響	しきい値 [Gy]	潜伏期
精巣	一時的不妊 永久不妊	約0.1 約6	3～9週 3週
卵巣	永久不妊	約3	1週以内
骨髄	造血機能低下	約0.5	3～7日
皮膚	発疹 火傷 一時的脱毛	<3～6 5～10 約4	1～4週 2～3週 2～3週
眼	白内障	約0.5*	20年以上

しきい値は当該線量を被ばくした集団の1%の人々に影響を生じる線量である．
*：ICRP118（2012）で眼の水晶体のしきい値が約0.5Gyに見直された．　　　　　　　（ICRP118, 2012）

表7-6　全身均等被ばくによる放射線障害と血液の変化

被ばく線量 [Gy]	放射線障害		基準量
	主な障害	血液の変化	
～0.25	ほとんど臨床症状なし	初期白血球増加	
～0.50	リンパ球減少	リンパ球減少，好中球増加	
～1.00	吐き気，悪心，嘔吐，全身倦怠，骨髄造血機能低下	白血球減少	危険限界　約1Gy
～1.50	放射線宿酔　50%		
～2.00	長期白血球減少 死亡（数週間で5%）	白血球・血小板減少	
～4.00	脱毛出現，皮膚紅斑 死亡（60日間に50%）	白血球・血小板・赤血球減少，出血性素因	半致死線量（LD$_{50/60}$）　約4Gy
～7.00	死亡（100%）	白血球の急激な減少，赤血球・血色素減少，血小板減少による出血，化膿	致死線量（LD$_{100/60}$）　約7Gy

が確認される. そのなかでも特にリンパ球は，0.5Gy 以上の全身被ばくで細胞死を起こして減少する（**高感受性間期死，表7-6**）ため，被ばくの指標として重要である.

③ **皮膚**：被ばくにより紅斑，水疱，潰瘍などの**皮膚炎**となり，慢性化すると**皮膚がん**に移行する. また，細胞分裂により毛を伸長させる毛嚢は放射線感受性が高く，被ばくは**脱毛**の原因となる. 3Gy の被ばくでは一過性の脱毛が，6Gy で紅斑が，7Gy では水疱形成・永久脱毛が，10Gy 以上の被ばくでは潰瘍や壊死が生じる（**表7-7**）. 皮膚の急性障害は，被ばく後数日〜1週間で現れる.

④ **水晶体（眼）**：分裂しながら水晶体線維細胞を補充している水晶体上皮細胞は放射線感受性が高く，被ばくにより損傷を受けて分裂能を失うと水晶体混濁の原因となり（**図7-14**），さらに進行すると視力障害を伴う**白内障**となる. 白内障は 2〜5Gy 程度の X，γ 線の急性被ばくにより発症し（**表7-5**），障害が視認できるしきい線量が最も低い障害の一つである. 潜伏期は数年〜数十年と長く晩発性であるため，老年期に発症した白内障は，自然発症のものとの区別が困難である.

表7-7　透視検査被ばく時の皮膚の症状に対するしきい値と発症時期

症状	しきい値［Gy］	発症までの時間
初期一時的紅斑	2	2〜24時間
紅斑	6	〜1.5週
一時的脱毛	3	〜3週
永久脱毛	7	〜3週
晩発性紅斑	15	8〜10週
虚血性皮膚壊死	18	＞10週
潰瘍	24	＞6週

(ICRP85, 2000)

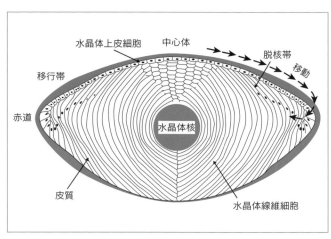

図7-14　眼の水晶体細胞の新陳代謝

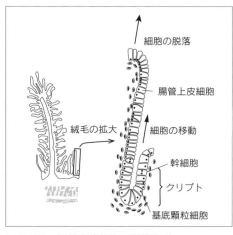

図7-15　腸管上皮細胞の新陳代謝

⑤ **消化管（腸管上皮）**：放射線感受性は十二指腸が最も高い．特に腸管上皮細胞を産生する絨毛基底部のクリプト細胞は，放射線感受性が高く，10Gy以上の被ばくで障害を受ける．その結果，上皮細胞の補給が停止し（**図7-15**），体液の流出，**吸収障害**，下痢，細菌感染により死に至ることがある（「V-2-② 腸管死」，p.91を参照）．

3　アブスコパル効果と免疫放射線治療

　ここまで解説した放射線の細胞障害性を利用して，がん細胞に作用させるのが放射線治療であり，核医学内用療法である．近年，局所療法である放射線外照射治療が照射野外の腫瘍にも効果を示す**アブスコパル効果**が注目されている．アブスコパル効果は，放射線照射によって死滅したがん細胞から腫瘍抗原が放出され，樹状細胞を介して腫瘍抗原が提示される結果，T細胞が活性化されることで，この活性化T細胞が照射野のがん細胞のみならず，転移巣など離れた病巣も攻撃することによる．しかし，多くのがん患者においては，がん細胞の免疫逃避機構によって抗腫瘍免疫が阻害されていることから，この免疫解除機構を解除する**免疫チェックポイント阻害剤**との併用，いわゆる**免疫放射線治療**によって遠隔転移巣に対するアブスコパル効果が多くの症例で報告されている．

　これらの知見から，放射線治療自体がin situワクチンとよばれ，全身性の抗腫瘍免疫を獲得する手段としても期待されている．

Ⅴ　個体レベルの身体的影響

　個体レベルの身体的影響には，確定的影響であるさまざまな急性放射線症と確率的影響である発がんがある．

1　急性放射線症

　身体の広範囲に大量の放射線を短時間に被ばくした後に生じる症状を**急性放射線症**という．半致死線量（LD$_{50/60}$；約4Gy）から致死線量（LD$_{100/60}$；約7Gy）程度の全身照射後の急性放射線症は次のような症状を伴う（**表7-8**）．

① 前駆期：被ばく後数時間以内に，食欲不振，吐き気，悪心，嘔吐，全身倦怠感，頭痛などの**放射線宿酔**とよばれる自覚症状が現れる．

② 潜伏期：初期症状は回復するが，リンパ球などの末梢血液中の血球減少が認められ，数日〜10日前後で血球数は最低値を示すが，徐々に回復する．

③ 発症期：被ばく後10日以降，食欲減退，下痢，皮膚の紅斑，内出血，発熱などの症状を呈し，重篤な場合には数週間以内に死に至ることもある．

④ 回復期：発症期を過ぎると次第に回復するが，数カ月以上要する場合もある．しかし，その後も晩発性障害が発生する可能性は残る．

バイスタンダー効果

放射線が直接照射されていない「傍観者（bystander）」細胞にも放射線照射の影響がみられることをバイスタンダー効果という．照射細胞からのシグナル伝達によるものと考えられている．

ヒトの半致死線量

一般的な哺乳類の半致死線量（50% lethal dose；LD$_{50}$）には，30日以内に半数が死に至るLD$_{50/30}$を用いるが，放射線のヒトに対する半致死線量は，骨髄死により被ばく後30〜60日以内に死に至ることから，LD$_{50/60}$を使用する．

表7-8 大量全身被ばく線量と主な症状

経過	致死線量（約7Gy）	半致死線量（約4Gy）	致死線量以下（約1Gy）
1週	1～2時間後より嘔気，嘔吐	1～2時間後より嘔気，嘔吐	
	無症状		
	下痢，嘔吐，化膿	無症状	無症状
2週	発熱，無力症，死（100%）		
3週 ～ 5週		脱毛開始 食欲不振，不快感 発熱 口腔咽頭の炎症 紫斑，下痢，出血 無力症 死（50%）＊	食欲不振 全身倦怠 脱力 回復

＊：残り50%のうち，いくらかはその後に死亡，他は次第に回復するが，白内障や発がんなどの晩発性障害発症の可能性は残る．

2 急性放射線死

最も激しい急性放射線症である急性死は，被ばく線量の低い順に骨髄死，腸管死，中枢神経死，分子死に分けられる．

① **骨髄死**：骨髄幹細胞の損失による造血機能の低下に伴い，白血球減少による抵抗力の低下および血小板減少による出血傾向の増大が死亡の原因となる．ヒトの場合，約4Gyの被ばくで60日以内に約半数が死亡（$LD_{50/60}$）する．

② **腸管死**：小腸クリプト細胞の細胞死により，腸管上皮細胞の供給が絶たれ（**図7-15**），その結果，粘膜剥離，脱水症状，電解質失調，腸内感染などが生じて死に至る．ヒトの場合，5～20Gyの被ばくで1～3週間で死亡する．

③ **中枢神経死**：15Gyを超える高線量を被ばくすると，全身けいれん，てんかん様発作，昏睡などの神経症状を呈して死亡する．ヒトでは，20Gy以上の全身被ばくで1～5日後に死亡する．

3 晩発性障害

放射線を被ばく後，数カ月から数十年後に症状が現れるものを**晩発性障害**といい，代表的な晩発性障害に確率的影響である**発がん**，確定的影響では**白内障，再生不良性貧血**がある．

1）発がん

放射線誘発のがんにかぎらず，**発がん**の過程は次のように考えられている．

① イニシエーション：複数の遺伝子の突然変異など，がん化の引き金になる非可逆的な変化が起こる開始段階．

② プロモーション：初期の前がん細胞が刺激を受けるなどにより増殖が促

されて腫瘍を形成する促進段階.
③ プログレッション：がん細胞が分裂を繰り返して増殖し，より悪性度が
高い細胞に変化する進行段階.

この多段階説において，放射線は①を誘起する**イニシエーター**としても②を促進する**プロモーター**としても働くと考えられている.

放射線誘発のがんとしては**白血病**が有名であるが，これは白血病ががんのなかで潜伏期が短く，被ばく後2～3年で発生しはじめ7～8年で発生頻度がピークに達することに加え，**相対リスク**も高いことから，最も発症しやすいことによる．放射線被ばくと生活習慣による発がんリスクを**表7-9**にまとめた.

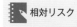
相対リスク
放射線被ばくによって自然発生のがんの発生率がどの程度増加するかを示す指標.

2) 白内障

放射線感受性が高い水晶体上皮細胞が被ばくにより分裂能を失うと，水晶体混濁の原因となり，さらに視力障害を伴う**白内障**になる（「IV-2-④水晶体（眼）」，p.89を参照）.

3) 再生不良性貧血

放射線感受性が高い骨髄幹細胞が慢性被ばくにより障害を受けると，すべての血球産生が低下し，赤血球数が減少する**再生不良性貧血**を生じる.

表7-9　放射線被ばくと生活習慣による発がんリスク

放射線被ばく線量*	生活習慣因子	対象者／比較対象（性別）	発がんの相対リスク
1,000～2,000mSv			1.8 倍
	喫煙	喫煙者／非喫煙者（男性）	1.6 倍
	大量飲酒	週にエタノール換算450g以上／時々飲酒	1.6 倍
500～1,000mSv			1.4 倍
	大量飲酒	週にエタノール換算300～449g／時々飲酒	1.4 倍
	痩せ過ぎ**	BMI 14.0～18.9／23.0～24.9(男性)	1.29倍
	肥満**	BMI 30.0～39.9／23.0～24.9(男性)	1.22倍
200～500mSv			1.19倍
	運動不足		1.15～1.19倍
	高塩分食品	干物4.3g，タラコ4.7g/日／干物0.5g，タラコ0g/日	1.11～1.15倍
100～200mSv			1.08倍
	野菜不足	野菜摂取量100g/日／420g/日	1.06倍
	受動喫煙	夫が喫煙者／非喫煙者（非喫煙女性）	1.02～1.03倍
100mSv未満			検出困難

*：広島・長崎の原爆被ばく者，**：Sasazuki, S. et al.：*J. Epidemiol.* **21**，417～430，2011.
（国立がん研究センター，環境省「放射線による健康影響等に関する統一的な基礎資料」）

4 胎児への影響

　母体が妊娠中に放射線被ばくを受けると胎児も被ばくする．胎児は出生に至るまで増殖・分化を続けており，ベルゴニー・トリボンドーの法則から考えても放射線感受性がきわめて高い．胎児の**確定的影響**は被ばくの時期により障害の種類が異なることから，次の3つの時期に分けて考える（**図7-16**，**表7-10**）．

① **着床前期**：受精した受精卵が子宮壁に着床するまでの期間である．この時期に100mGy以上被ばくすると，胚の死亡，すなわち**流産**する確率が高い．一方，被ばく後も妊娠が継続されれば，影響は何も残らず正常に成長する．これを**all or none の法則**という．

② **器官形成期**：胎芽が器官を形成する着床後から受精後8週までの期間である．被ばくした時期に形成されていた器官の細胞死に起因する**奇形**が特徴的で，100mGy以上の被ばくで奇形発生の可能性が出てくる．

③ **胎児期**：器官形成期を過ぎ受精後9週から出生までの胎児期に入ると，胎児はさかんに成長を続ける．胎児期には奇形や死亡はほとんど起こらず，成長・機能障害が主となる．300mGyから**精神発達障害**が発生する可能性がある（**表7-10**）．

10日規則

胎児の放射線防護の観点から，妊娠可能な年齢の女性の下腹部を含む放射線診断は，緊急なものを除き，妊娠していないことが確実な月経開始後10日以内に行うべきとする10日規則（10-day rule）が従来提唱されていた．しかし，胎児の被ばく線量が100mGy以下では，出生前死亡，奇形，精神発達障害などの確定的影響および放射線誘発の小児がんや白血病などの確率的影響のリスクは，自然発生率を上回ることはない．特に，妊娠早期の放射線被ばくでは，胎児への影響がきわめて低いことから，現在では「10日規則」は科学的根拠に乏しく，医療上の必要があれば妊娠の有無にかかわらず必要なX線検査は適切な検査時期に行うべきであるという考え方に改められている．

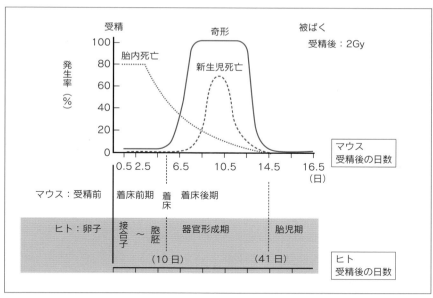

図7-16　マウス胎児の被ばく時期と障害発生率
　　　(Russell, L.B., et al. : *J. Cell Physiol. Suppl.*, **43** (Suppl 1),103 ～ 149, 1954 より改変)

表7-10　胎児の放射線被ばくによる確定的影響

感受期	影響	しきい値 [mGy]
着床前期：受精～9日	死亡（流産）	100
器官形成期：2～8週	奇形	100
胎児期：9週～出生	精神発達障害	300

(ICRP103, 2007)

表 7-11　核医学検査による胎児・卵巣の被ばく線量

検査	放射性医薬品	実効線量 （mSv/ 検査）	
		胎児	母親の卵巣
骨	^{99m}Tc （テクネチウム-99m）	4.5	2.6
甲状腺	^{99m}Tc （テクネチウム-99m）	0.3	0.4
甲状腺	^{123}I （ヨウ素-123）	0.1	0.1
心筋	^{201}Tl （タリウム-201）	3.7	8.9
腫瘍	^{67}Ga （ガリウム-67）	5.8	17.0

（渡利一夫，稲葉次郎編：放射能と人体―くらしの中の放射線．研成社，1999.）

　放射線治療を除く標準的な X 線検査や腹部・骨盤部 CT によって胎児の被ばく線量が 100mGy を超えることはない．また，核医学検査による胎児と母体の被ばく線量を**表 7-11** に示すが，これらの検査によっても胎児に奇形などの確定的影響が発生する可能性はほとんどない．一方，**確率的影響**である胎児の発がんは受精後 4 週以降，遺伝的影響は 8 週以降に発生リスクが増加する．特に発がんは，被ばく時の年齢が若いほど発生リスクが高く，小児の発がんリスクは全集団平均の約 3 倍であるが，胎児は小児とほぼ同程度と想定されている．

Ⅵ 遺伝的影響

　被ばくを受けた本人のみならず，その子や子孫に及ぶ確率的影響を**遺伝的影響**といい，生殖細胞遺伝子の突然変異や染色体異常が次世代以降に継承される．

1　突然変異
　ある遺伝子が障害を受けて変化し，細胞の特定の性質が変わることを**突然変異**という．

1）遺伝子突然変異（点突然変異）
　遺伝子の本体である DNA が損傷を受けて遺伝情報が変化するが，染色体の構造変化はみられないものを**遺伝子突然変異**または**点突然変異**という．ただし，遺伝子突然変異で DNA 上の塩基が置換・欠損しても大部分は修復される．また，損傷が残っても RNA に転写されない非コード DNA 領域やイントロン領域（全ゲノムの約 98％）である場合（**図 7-7**）や塩基が置換されてもコードするアミノ酸が同じで翻訳後のアミノ酸配列が変化しない場合（サイレント突然変異）には，遺伝子突然変異の影響は障害として現れない（**図 7-2**）．

2）染色体突然変異
　染色体の構造に変化が生じ，染色体上の遺伝子にも変化が生じるものをいう．一般に**染色体突然変異**は細胞に与える影響が大きく，変異が生じた細胞自

遺伝子突然変異の分類

①ミスセンス突然変異：コード DNA 領域のコドン中塩基の置換により，翻訳されるアミノ酸が変化し，蛋白質が変化する．
②サイレント突然変異：コドン中の塩基は置換されるが，翻訳されるアミノ酸は変化しない．
③ナンセンス突然変異：塩基の置換の結果，終止コドンとなり，その位置で蛋白合成が終了する．
④フレームシフト突然変異：塩基の挿入や欠失によって，コドンの 3 塩基配列にずれが生じ，それ以降のアミノ酸配列がまったく異なるものに変化する．

身が細胞死に至ることが多いため，遺伝しにくい．

2　倍加線量

　突然変異は，放射線のような人為的な原因がなくても自然にも生じる．自然発生する突然変異率を2倍にするのに必要な放射線量を**倍加線量**といい，放射線の遺伝的効果を評価する際の指標となる．ヒトの倍加線量は1Gy以上であると考えられているが，ICRPや原子放射線の影響に関する国連科学委員会（UNSCEAR）によって1Gyが採用されている．

第 8 章 管理・法規と安全取扱い

Ⅰ 放射線被ばく

1 放射線管理の必要性

国際放射線防護委員会（**ICRP**）は，ヒトに対する放射線の影響を評価し，科学的根拠に基づき，放射線防護に関して勧告してきた．各国はこの勧告に基づいて法律や規則をつくり，放射線を取扱う放射線業務従事者の被ばくの管理に法的な義務を課している．

このように，ICRP が線量限度を勧告している意義として，放射線の人体に対する障害を認めると同時に，人間がある程度の被ばくを受けても放射線の利用が人類に恩恵をもたらしていることから，放射線使用の必要性を認めているという事実を忘れてはならない．もちろん，被ばくは最小限にするとともに，不必要な被ばくはできるかぎり避けるよう努力しなければならない．

放射線による人体の被ばくを防止することを**放射線防護**といい，その放射線防護を適切に実施する実務が**放射線管理**業務である．また，管理業務を技術的に体系づけたものを放射線管理学あるいは放射線安全管理学と称する．

ICRP : International Commission on Radiological Protection

2 放射線被ばくの分類と管理

体外の放射線源から照射される場合を**体外照射**（external irradiation）あるいは**外部被ばく**という．放射線が透過率の大きい γ 線などであって，遠方に線源があれば全身均等に照射される**全身照射**（total body irradiation）となり，線源が近ければ体の一部だけが照射される**部分照射**（partial irradiation）となる．頭胸部や胸腹部が広く照射される場合は人体を構成する重要な器官の被ばくとなるので，全身照射として扱った方がよい．放射線が α 線，β 線のように透過率の小さいものならば体表付近しか照射されない．

一方，体内に取り込まれた放射性核種によって，身体内部から照射される場合を**体内照射**（internal irradiation）あるいは**内部被ばく**という．体内照射のなかでも，^{3}H，^{36}Cl のように核種が全身均一に行きわたって全身照射を起こすものと，^{226}Ra，^{239}Pu，^{45}Ca，^{90}Sr などが骨や歯に多く集積するように，核種が特定の臓器や組織に局在して部分照射となるものがある．体内照射の場合には，飛程が短いために体外照射ではあまり問題にならない α 線や β 線が，エネルギーを近傍の組織に効率的に与えて強い障害をもたらすことから注意が必要となる．

密封線源や放射線発生装置を取扱うときは，主に外部被ばくを考慮すればよいが，密封されていない非密封の放射性核種を取扱うときは，その取扱い条件にもよるが，一般には外部被ばくと内部被ばくの両方を考慮すべきである．

Ⅱ 放射線関係法規

1 国際放射線防護委員会（ICRP）勧告と放射線関係法令
1）ICRP 基本勧告と放射線関係法令

わが国では放射線防護の体系を法令に取り入れる場合に，基本的に **ICRP 勧告**を尊重してきた．ICRP Publication 1（略称 Publ.1, 1958 年），Publ. 6（1962年），Publ. 9（1965 年），Publ. 26（1977 年），Publ. 60（1990 年）は重要な基本勧告として，わが国の法令に大きな役割を果たしてきたものである．現行の放射線障害防止関係の法令は ICRP1990 年勧告（Publ. 60）に準拠するものであるが，2007 年勧告（Publ. 103）の取り入れも審議されている．

2）被ばくの区分

放射線による人体の被ばくは，職業被ばく，医療被ばく，公衆被ばくの３種類に区分される．放射線作業による被ばくを**職業被ばく**といい，従来は自然放射線源からの被ばくは除かれていたものの，ICRP 1990 年勧告では航空機乗務員や添乗員のジェット機運行業務による自然放射線源からの被ばくも職業被ばくに加えることとした．**医療被ばく**とは，診断または治療，すなわち医療を患者として受けて放射線に被ばくすることをいい，集団検診による被ばくはこれに含まれる．付き添いや介護をする家族，知人の被ばくも医療被ばくとして扱われ，線量限度が適用されないので，適切な防護措置を施す必要がある．一方，医療行為に携わる医師，診療放射線技師などが受ける被ばくは職業被ばくであって，**放射線業務従事者**（医療法では「**放射線診療従事者等**」）として管理される．**公衆被ばく**は，職業被ばく，医療被ばく以外のすべての被ばくが該当する．

3）防護量

ICRP によって定められた放射線防護を目的とした**防護量**（protection quantities）に等価線量と実効線量があり，法令の線量限度もこれらの防護量によって規定されている．

（1）等価線量

組織・臓器の確定的影響を評価する防護量に**等価線量** (equivalent dose) がある．放射線 R による組織 T の等価線量 $H_{T,R}$[Sv] は，放射線の線質やエネルギーで一義的に決まる**放射線加重係数**（W_R；radiation weighting factor）と組織・臓器の平均吸収線量（$D_{T,R}$[Gy]）との積で表される．

$$H_{T,R} = W_R \cdot D_{T,R}$$

 放射線防護体系

ICRP 勧告には，放射線防護の重要な概念を示す放射線防護体系として，次の３原則が掲げられている．
①正当化（justification）：放射線被ばくの伴う行為や活動は，いかなるものも損害を上回る十分な便益があるものでなければ導入してはならない．
② 防護の最適化（optimization of protection）：正当化された行為でも，その行為に基づく被ばくは経済的および社会的要因を考慮して合理的に達成できるかぎり低く保たなければならない．
③ 線量限度（dose limit）：たとえ正当化され最適化された行為であっても，ICRP が勧告する限度を超えてはならない．
これらのうち，「正当化」，「最適化」にかかわる要因は定量化しにくいために「線量限度」のみが法令に取り入れられている．また，医療被ばくと自然放射線による被ばくは「線量限度」から除外されている．

表 8-1　放射線加重係数 (W_R)

放射線の種類とエネルギー範囲		W_R (ICRP60, 1990)	W_R (ICRP103, 2007)	
光子：すべてのエネルギー		1		1
電子およびミュー粒子：すべてのエネルギー		1		1
中性子：エネルギーが 10keV 未満のもの	[階段状関数]	5	[連続関数]	
〃　　　　　　10keV 以上 100keV まで		10	中性子：エネルギーが	
〃　　　　　　100keV を超え 2MeV まで		20	1MeV 未満　　　$2.5+18.2\exp[-(\ln E_n)^2/6]$	
〃　　　　　　2MeV を超え 20MeV まで		10	1MeV 以上 50MeV 以下　$5.0+17.0\exp[-(\ln 2E_n)^2/6]$	
〃　　　　　　20MeV を超えるもの		5	50MeV 超　　　$2.5+3.25\exp[-(\ln 0.04E_n)^2/6]$	
反跳陽子以外の陽子：2MeV を超えるもの		5	陽子：すべてのエネルギー	2
アルファ粒子，核分裂片，重原子核		20		20

E_n：中性子エネルギー［MeV］.

異なった放射線加重係数 W_R を示す複数の線質とエネルギーの放射線 R による組織 T の等価線量 H_T［Sv］は，次式で与えられる.

$$H_T = \sum_R W_R \cdot D_{T,R}$$

　　H_T　：臓器 T の等価線量［Sv］

　　W_R　：放射線加重係数

　　$D_{T,R}$：臓器 T が放射線 R により与えられた平均吸収線量［Gy］

　現行法令で用いられている放射線加重係数は**表 8-1** の第 2 欄に示した ICRP1990 年勧告の値であるが，2007 年に発表された新勧告では，中性子については第 3 欄に示すエネルギーに応じた連続関数に変更された.

(2) 実効線量

　人体の確率的影響を評価する防護量には**実効線量**（effective dose）が用いられる. 実効線量 E［Sv］は，各組織・臓器の等価線量に放射線感受性の相対値である**組織加重係数**（W_T；tissue weighting factor）を乗じた積の，すべての組織・臓器の和である.

$$E = \sum_T W_T \cdot H_T$$

　　E　：実効線量［Sv］

　　W_T：臓器 T の組織加重係数

　　H_T：臓器 T の等価線量［Sv］

　組織加重係数は各組織の確率的影響のリスクを割合に換算したもので，すべての組織加重係数の総和は 1 となる. **表 8-2** 第 2 欄に現行の ICRP1990 年勧告の値を示したが，2007 年新勧告では，生殖腺が 0.20 から 0.08 へと大幅に見直されるなど，第 3 欄太字の値に変更された.

表 8-2　組織加重係数（W_T）

組　織	W_T（ICRP60, 1990）	W_T（ICRP103, 2007）
生殖腺	0.20	**0.08**
骨髄, 結腸, 肺, 胃	各 0.12	各 0.12
乳房	0.05	**0.12**
膀胱, 肝臓, 食道, 甲状腺	各 0.05	**各 0.04**
皮膚, 骨表面	各 0.01	各 0.01
唾液腺	［対象外］	**0.01**
脳	［残りの組織に含む］	**0.01**
残りの組織	［10 組織］　0.05	［14 組織］　**0.12**
計	1.00	1.00

太数字：ICRP2007 年勧告で変更された組織加重係数.

2　放射性同位元素等規制法

1）放射性同位元素等規制法の規制対象

　放射線関係法規のなかでも，診療用の装置，放射性医薬品を規制する医療法および原子力利用に関する原子炉等規制法で規制される装置，放射性同位元素以外のものを規制する法令が放射性同位元素等規制法である．放射性同位元素等規制法の規制の対象は，放射性同位元素，放射線発生装置，放射性汚染物の3つに区分されており，次に示す対象と行為が規制される．

① **放射性同位元素**：使用，販売，賃貸，廃棄，その他の取扱い.
② **放射線発生装置**：使用のみ（販売や所持は規制されない）.
③ **放射性汚染物**（放射性同位元素または放射線発生装置から発生した放射線によって汚染された物）：廃棄，その他の取扱い.

　密封されていない放射性同位元素の使用においては，放射性同位元素と放射性汚染物を併記することが多く，両者をまとめて「**放射性同位元素等**」という.

2）放射線業務従事者と管理区域

　放射性同位元素等または放射線発生装置の取扱い，管理またはこれに付随する業務を取扱等業務とし，取扱等業務に従事する者であって，管理区域に立ち入る者を**放射線業務従事者**という.

　管理区域は次の値を超えるおそれのある場所と定義されている.

① **外部放射線**に係る線量については，実効線量が 1.3mSv/3 月.
② 空気中の放射性同位元素の濃度については，3 月間についての平均濃度が**空気中濃度限度**の 1/10.
③ 放射性同位元素によって汚染された物の表面の放射性同位元素の密度が**表面密度限度**の 1/10，すなわち α 線を放出する放射性同位元素の場合は 0.4Bq/cm^2，α 線を放出しない放射性同位元素の場合は 4Bq/cm^2 である.

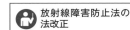

放射線障害防止法の法改正

令和元年（2019 年）9 月に施行された法改正により，放射線障害防止法は，法律の名称が「放射性同位元素等の規制に関する法律（放射性同位元素等規制法）」に変更された.

表8-3 放射線業務従事者（放射線診療従事者等）の線量限度

実効線量限度	① 業務従事者〔②，③を除く〕（平成13年4月1日以降の5年ごと） （4月1日を始期として） ② 女子（4月1日，7月1日，10月1日，1月1日を始期として） ③ 妊娠中である女子*の内部被ばく	100 mSv/5年 50 mSv/年 5 mSv/3月 1 mSv
等価線量限度	① 眼の水晶体（平成13年4月1日以降の5年ごと） （4月1日を始期として） ② 皮膚（4月1日を始期として） ③ 妊娠中である女子*の腹部表面	100 mSv/5年 50 mSv/年 500 mSv/年 2 mSv
緊急作業時の 線量限度	① 実効線量 ② 眼の水晶体の等価線量 ③ 皮膚の等価線量	100 mSv 300 mSv 1 Sv

＊：本人の申し出等により責任者が妊娠の事実を知ったときから出産までの間．

3）放射線業務従事者の線量限度

　放射線業務従事者に対する**職業被ばく**の線量限度を**表8-3**に示す．これらの線量限度には自然放射線による被ばくと医療被ばくは除外される．

　実効線量限度の①は，業務従事者の生涯実効線量を1Sv以下とするもので，②女子および③妊娠中の女子を除くすべての業務従事者に適用される．一方，③の妊娠中女子の内部被ばくは，胎児の放射線感受性がきわめて高いことから妊娠後出産までの期間の胎児の被ばくを1mSv以下とするための規定であり，②の女子も同様に妊娠している場合を想定した胎児の線量制限に基づいている（胎児の放射線感受性は「第7章Ⅴ-4 胎児への影響」，p.93を参照）．

　等価線量限度は確定的影響を防止するものであり，放射線感受性の高い眼の水晶体および皮膚の放射線障害発生のしきい線量（**表7-5**）に基づいている．眼の水晶体の等価線量限度に関しては，ICRPの勧告に基づき，令和2年（2020年）の法改正により，実効線量限度と同様に平成13年4月1日を始期とする5年間で100mSv，いずれの年度も年50mSvが適用され，実効線量の5年間積算の起算点を合わせるために令和3年（2021年）4月に施行された．

3　医療法および臨床検査技師法
1）医療法の規制対象

　医療法は，以下の①～③に示す放射性同位元素等規制法の定義から除かれる放射性医薬品およびその原料，治験薬，病院等において調剤される薬物，診療用の放射線発生装置・機器等を規制するものである．

　① **放射性同位元素**：放射性同位元素のうち密封された放射性同位元素を装備した診療用の照射機器は下限数量の1,000倍を超える「診療用放射線照射装置」，1,000倍以下の「診療用放射線照射器具」，厚生労働大臣が定める「放射性同位元素装備診療機器」が定義され，放射性医薬品や治験薬などの密封されていない放射性同位元素は，陽電子断層撮影診療に用いるものかどうかで「診療用放射性同位元素」または「陽電子断層撮

 「女子」の定義

放射線関係法令では「女子」は単なる性別を表すものでなく，あくまでも妊娠した場合の胎児の線量制限として区別されているので，「妊娠の可能性がないと診断された」場合には，男性と区別される必要がない．ただ，男女雇用機会均等法に基づき，性別による職業上の制限は原則認められないことから，放射性同位元素等規制法および医療法の「女子」には「妊娠不能と診断された者，妊娠の意思のない旨を許可届出使用者，許可廃業者又は病院・診療所の管理者に書面で申し出た者及び妊娠中の者を除く」という条件が加えられ，「本人が妊娠の意思がない旨を責任者に書面で申し出る」ことによって，女子としての線量制限，すなわち職業上の制限を受けないこととなった．しかしながら，労働関係法令にはこれらの規定は採用されていないことから，たとえ書面の申告があっても，労働関係法令では認められず，現在のところ実効性がない．

眼の水晶体の等価線量

ICRP Publ.118（2012年）では，眼の水晶体のしきい線量を0.5Gyと変更し，それに伴い，等価線量限度を5年間の平均で20mSv/年，年間最大50mSvとすることを勧告した．

影診療用放射性同位元素」のどちらかに区分される.

② **放射線発生装置**：診療用の装置として，エネルギーが1MeV未満の「**エックス線装置**」，1MeV以上のエネルギーを有する診療用の電子線・エックス線発生装置「**診療用高エネルギー放射線発生装置**」と診療用の陽子線・重イオン線照射装置「**診療用粒子線照射装置**」がある.

③ **医療用放射性汚染物**（診療用放射性同位元素，陽電子断層撮影診療用放射性同位元素または放射性同位元素によって汚染された物）

特に①および②の8つの装置・器具・機器・同位元素を合わせて「**エックス線装置等**」といい，エックス線装置等の取扱い，管理またはこれに付随する業務に従事する者で管理区域に立ち入る者を「**放射線診療従事者等**」という.

放射線診療従事者等の線量限度

放射線診療従事者等に適応される医療法の実効線量限度および等価線量限度は，放射性同位元素等規制法の線量限度〔Ⅱ-2-3〕と同じである.

2) 診療用放射線の安全管理体制の確保

令和2年（2020年）に施行された医療法施行規則の改正により，エックス線装置等を備えている病院または診療所の管理者は，診療用放射線の利用に係る安全な管理（以下「安全利用」という）を確保するために，「**医療放射線安全管理責任者**」を配置して，次に掲げる事項を行わせることとなった.

① 診療用放射線の安全利用のための**指針の策定**

② 放射線診療に従事する者に対する診療用放射線の安全利用のための**研修の実施**

③ 放射線診療を受ける者の被ばく線量の管理および記録

④ 診療用放射線の安全利用を目的とした改善のための方策の実施

3) 臨床検査技師法の規制

臨床検査技師法では，医薬品である密封されていない「**検体検査用放射性同位元素**」を衛生検査所に備える場合または備えなくなった場合には，所在地の都道府県知事に届け出ることとしている．検体検査用放射性同位元素を備える衛生検査所の構造設備基準その他の規定は，医療法と同様である.

検体検査用放射性同位元素

衛生検査所指導要領では，臨床検査技師等に関する法律（「臨床検査技師法」）で定義される「検体検査用放射性同位元素」として衛生検査所で使用されているものは ^{3}H, ^{59}Fe, ^{57}Co, ^{75}Se, ^{125}I, ^{131}I の6種類とされている.

Ⅲ 放射線管理

1 個人の管理

放射線作業に対しては，個人の被ばく線量を個人線量計により物理的に測定してモニタリングする物理的被ばく管理と，各種の臨床検査を含む健康診断の実施により個人の健康状態をチェックし，その保持を図る医学的健康管理からなる個人管理を組織的に実施する必要がある.

1) 物理的被ばく管理

モニタリングとは放射線管理の目的で放射線を測定し，その結果に基づいて警報することをいう．個人モニタリングの目的で用いられる測定機器を**個人被**

個人被ばく線量計：代表的な個人被ばく線量計は，第2章Ⅰ-3 蛍光作用を利用した検出器, p.16を参照.

ばく線量計という．これに対して，単に放射線量を検査する行為をサーベイといい，この目的で用いられる測定機器を**サーベイメータ**という．

個人モニタリングのために個人被ばく線量を測定するが，その目的には，
① 個人被ばく線量および被ばくした作業環境の評価
② 過剰被ばくした業務従事者の医療処置をとるための資料
③ 過剰被ばくがあった場合，放射線管理の方法を改めるための指標
④ 法的規制に基づいた記録の作成と保存
などがあげられる．

放射線被ばくの結果，同じ吸収線量であっても，被ばく部位，被ばく時間の違いにより異なった生物学的現象を生じる．さらに，被ばくした放射線の性質，組織の放射線感受性，内部汚染の場合は核種の化学形と組織指向性などが重要な要素となってくる．

サーベイメータ：第2章 II-3-1）サーベイメータ，p.24 を参照.

2）医学的健康管理

放射線業務に従事する労働者に対する**健康診断**は，放射性同位元素等規制法のほかに労働関係法令である労働安全衛生法に基づく**電離放射線障害防止規則（電離則）**および国家公務員法に基づく**人事院規則**でその実施が義務づけられている．医療法には，健康診断の規定はない．同一の事項に対し，複数の法令を遵守する必要がある場合には，当然のことながら厳しい方の定めに従わなければならない．

（1）健康診断の対象者

放射性同位元素等規制法では，放射線業務従事者で管理区域に立ち入る者（一時的に立ち入る者を除く）を対象としている．一方，労働者の観点からは，国家公務員であれば人事院規則，船員であれば船員電離則，国家公務員と船員以外の労働者は電離則のいずれかの法令で規制される．

（2）健康診断の実施時期

放射線業務従事者に対する健康診断の実施時期は，次のとおりである．
① 初めて管理区域に立ち入る前あるいは雇い入れまたは配置替えの際（以下「就業前」）．
② 管理区域に立ち入った後の一定期間ごと（以下「定期健康診断」）．
③ 事故などにより被ばくしたかそのおそれがあるとき（以下「緊急時」）．

このうち，定期健康診断については，放射性同位元素等規制法では1年を超えない期間ごとに1回となっているが，電離則，人事院規則では6月ごとであり，すべての放射線業務従事者は労働者としていずれかの労働関係法令で規制されるため，実際上は6月ごとに実施する必要がある．

（3）就業前の健康診断

放射線業務に従事する前に健康診断を実施する目的は，就業予定者の家庭歴，既往症，職歴，被ばく歴および健康状態を調査し，従事する放射線作業に適した健康状態にあるかを判定することである．また，放射線業務従事者となっ

た場合，被ばくする前の状況を測定することで，被ばくによる身体的影響と考えられる変化の早期発見に必要な基礎資料を得るためである．

(4) 定期健康診断

現在でも，低線量の慢性被ばくの身体的影響に関する医学的知見は不十分であるため，健康診断は定期的に受診しなければならない．また，潜伏期が長い晩発性の放射線障害も想定した措置として，健康診断の結果の記録は永久に保存することとなっている．

(5) 健康診断の項目

問診による被ばく歴の調査は急性障害にはもちろんのこと，晩発性障害の判定に重要である．検査または検診の実施項目は，(a) 血液検査，(b) 皮膚の検査，(c) 眼の検査に大別される．

(6) 緊急時の健康診断

定期的な健康診断とは別に，
① 誤って吸入摂取または経口摂取したとき
② 表面密度限度を超えて皮膚汚染し，容易に除去できないとき
③ 皮膚の創傷面が汚染したり，そのおそれがあるとき
④ 実効線量限度または等価線量限度を超えて被ばくしたり，そのおそれがあるとき

には，遅滞なく健康診断を行わなければならない．事故の際の被害者および緊急作業に従事した者に対する健康診断や保健指導などは専門医の協力のもとで行うことが望ましい．

> 健康診断の検診項目：法定の健康診断が定める検診項目の対象組織の被ばくによる変化は，第7章 IV-2) 組織・臓器の確定的影響，p.88 を参照．

3) 教育訓練・研修の実施

放射性同位元素等規制法では，放射線業務従事者に必要な安全取扱いに関する知識や情報を定期的に与え，安全取扱いに関する意識をリフレッシュすることを目的に，定期的な**教育および訓練の実施**を義務づけている．

一方，令和2年（2020年）に施行された改正医療法では，放射線診療に従事する者に対する診療用放射線の安全利用のための**研修の実施**が義務づけられた．いずれも1年度あたり1回以上実施し，実施内容を記録する必要がある．

2　環境の管理

環境管理の主体業務は，作業環境や放射線施設周辺の放射線量および汚染の状況の測定であり，対象となる放射線の種類に応じたサーベイメータを使用して，系統的にかつ定期的に実施しなければならない．安全管理の立場からは，放射線量や汚染の状況の測定結果に基づいて必要な警告を発信する必要がある．

1) 法定の遮蔽基準

放射線の遮蔽を行うに際しては，自然放射線を除いて，被ばくの軽減を経済的にまた効率的に行うことが肝要である．したがって，線源の使用時間，すな

表8-4　法定遮蔽基準

場所の区分	実効線量限度	時間換算	遮蔽の目安
使用施設内の人が常時立ち入る場所	1mSv/週	40h/週	25μSv/h
使用室（放射性同位元素装備診療機器使用室を除く），貯蔵・廃棄施設，放射線治療病室の画壁等の外側			
管理区域の境界	1.3mSv/3月	40h/週 13週/3月	2.5μSv/h
病院または診療所内の病室	250μSv/3月	24h/日	0.6μSv/h
事業所，病院，診療所内の人が居住する区域		7日/週 13週/3月	0.11μSv/h
事業所，病院，診療所の敷地の境界			

わち被ばくが伴う時間を基準にして遮蔽を考えることが最も合理的である．法定の**遮蔽基準**を示すと**表8-4**のようになる．

　使用施設内では，たとえば放射性同位元素を使用する作業室，照射室に隣接する制御室など，放射線業務従事者が常時立ち入る場所に対する遮蔽を考えればよい．法定の遮蔽基準では，これらの場所に対する遮蔽能力を週1mSv以下とすることを規定している．この基準は，業務従事者の労働時間として1日8時間×週5日勤務を想定して，作業時間には週40時間を使用する．したがって，遮蔽の目安としては，1mSv/週＝1mSv/40h＝25μSv/h以下を線量率として採用することが望ましい．管理区域の境界も労働時間の週40時間および3月（＝13週）を使用し，1.3mSv/3月＝1.3mSv/（13週×40h/週）＝2.5μSv/h以下を遮蔽の目安とする．

　一方，入院患者は，一般に1日24時間かつ週7日間病室に滞在するので，1.3mSv/3月＝1.3mSv/（13週×7日/週×24h/日）＝0.6μSv/h以下を目安にする必要がある．事業所内に居住している職員および敷地外の一般公衆についても，1日24時間そこに滞在する可能性があることを考慮して，上記と同様に，250μSv/3月＝250μSv/（13週×7日/週×24h/日）＝0.11μSv/h以下を採用する．

2）環境の測定

　放射線作業環境については，放射性同位元素等規制法や医療法などで，**放射線の量**と放射性同位元素等による**汚染の状況**の測定が義務づけられている．

（1）バックグラウンドの測定

　環境測定の際のバックグラウンドの測定は，遮蔽効果の確認，管理区域の設定あるいは事故の早期発見のための比較データを得るために必要である．

（2）作業中の測定

　作業に際しては常にサーベイメータを携行し，作業開始前に作業環境をサーベイして異常の有無を確認したうえで作業を開始し，作業中も適宜放射線業務従事者の位置で測定し，安全を確認すべきである．なお，作業中の環境測定の

結果は，正確な被ばく時間と線量当量率を記録すべきである．

（3）定期的測定

　貯蔵庫，使用施設，管理区域の境界などの線量当量率，放射性核種格納容器からの漏えい線量当量率，あるいは必要に応じて表面汚染の有無などを定期的に測定することは，事故発生の予防上重要なことである．放射性同位元素等規制法・医療法ともに，放射線量と汚染の状況に関して，測定場所と測定時期を規定している．なお，測定の結果は測定のつど記録し，年度ごとにまとめたうえで5年間保存することとされている．

3）汚染の除去

　汚染を除去することを除染という．除染効果は多くの要因がからみ合っているので，画一的な除染法は存在しない．除染効果に影響する主な要因は，汚染物の材質とその表面の状態である．ただし，一般には次のような簡易な処理によって，ほとんどの場合，目的を達することができる．

　① 水または中性洗剤で洗浄する．
　② キレート剤単独，またはキレート剤と中性洗剤の混液で洗浄する．
　③ 希鉱酸で洗浄する．

これらの方法に加え，超音波除染法，電解法，サンドブラスト法などの物理的な除染法を併用すると，除染効果は大きくなる．

　特に，身体が汚染した場合には次に述べる措置を施すとともに，必要であればただちに医師の援助を受ける．

（1）皮膚

　爪は常に短か目に切っておき，ひだ，毛髪，爪の間，指の股部，手の外縁などの部位は除染しにくいので，動物毛製のネイルブラシあるいはハンドブラシを使って特に注意して洗う．顔を除染する場合は，眼や鼻，唇に汚染水が入り込まないように注意する．

　軽度の汚染の場合には，アルカリ石けんを使わずに，粉末状中性洗剤をかけてぬるま湯で濡らし，ネイルブラシなどで軽くこすりながら流水中で洗い流す．

　汚染度の高い場合には，粉末状中性洗剤：キレート形成剤（1：2）の混合物をかけて，ぬるま湯で濡らしてネイルブラシなどでこすりながら水洗する．キレート形成剤としては，Na-EDTA，クエン酸，クエン酸ナトリウム，酒石酸ナトリウム，リン酸ナトリウムがよい．

　除染後，皮膚が荒れているときには，ハンドクリームなどを十分に擦り込んでおく．

（2）粘膜または傷口

　眼，鼻，唇などが汚染されたときや傷口の汚染にあっては，ただちに多量の温流水で洗い流す．このとき，出血が多くなければ傷口の周辺を圧迫して出血を促し，除染をすみやかにする．必要であるなら，柔らかいネイルブラシで傷口を掻くようにする．傷口に塵やグリースなどが付いているときは，すみやか

に液体洗剤を十分にガーゼに染み込ませ，傷口を静かにこすりながら温流水で洗い流す．傷口が非常に危険な核種で汚染したときは，15秒以内に静脈を止め，多量の温流水で十分に洗って三角布で傷口をしばる．

（3）嚥下あるいは吸入した場合

飲み込んだときは指をのどまで入れ，胃中のものを吐き出し，食塩水や水を飲む．強く吸い込んでしまったときは，何度もせき上げて水でうがいをする操作を繰り返す．

Ⅳ 安全取扱い

1　外部被ばく防護の3原則

放射線源の取扱いに伴う被ばくは，① 体外からの**外部被ばく**，② 放射性物質の体内摂取による**内部被ばく**に大別することができるが，いずれの場合でも①に対する防護には留意する必要がある．体外からの放射線を防護する「**距離，遮蔽，時間**」とよばれる3原則がある．放射性同位元素等規制法にも，次の措置を講じることにより，放射線業務従事者の線量が実効線量限度および等価線量限度を超えないように定められている．

① **距離**：線源との距離を大きくする．
② **遮蔽**：線源との間に適当な遮蔽材を置く．
③ **時間**：取扱い時間をできるだけ短縮する．

1）距離

すべての種類の放射線源について，被ばく線量は距離の2乗に反比例して減少する（**距離の逆二乗則**）．現実には，線源は大きさをもつので，線源自体による放射線の自己吸収があり，さらに空気による吸収もあるため，元来飛程の短いα線やエネルギーの低いβ線においては，空気だけで遮蔽できる．一方，近接して放射性物質を取扱う場合は，β線は物質に吸収されやすいため，β線による手の局部被ばくの防護に留意しなければならない．

距離の逆二乗則：第1章 V-1-1）距離の逆二乗則，p.8を参照．

2）遮蔽

距離をとるという方法には限界がある．線量率が高く，線源を取扱う場所に空間的制限がある場合には，遮蔽によって線量率を下げるという積極的方法をとる必要がある．遮蔽は，線源自体に対して行う場合（線源容器などを使用）と，作業者側に対して行う場合（含鉛手袋，鉛エプロン，防護メガネなどを着用）とがある．また線源と作業者の間に遮蔽壁を設ける場合は，行動空間を広くし，遮蔽材料を節約するために，取扱いに支障のない範囲で，線源に近づけて遮蔽を行う．

α線の空気中での飛程は数cm程度である．水中や組織中での飛程は空気中の約1/500であるので，厚さ0.25mm程度のゴム手袋の装着で完全に遮蔽で

きる．一般に，β線はα線と比べればその飛程は大きいが，通常数mm程度のアルミニウム板やプラスチック板，アクリル板で遮蔽することができる．ただし，高エネルギーのβ線に対しては，**制動X線**を考慮する必要があるため，線源周囲をプラスチックなどの低原子番号の物質でおおい，その外側を鉛やコンクリートで遮蔽すると効果的である．また，ポジトロン放出核種の場合は，ポジトロンが近傍の電子と結合して消滅する際に正反対方向に放出される511keVの2本の**消滅放射線**にも配慮しなければならない．一方，γ線・X線は物質の透過能力が高いことから完全な遮蔽はむずかしいが，鉛，タングステンなどの原子番号の高い物質と相互作用しやすいので，遮蔽効果がきわめて大きい．

3）時間

　一定線量率の環境下での作業であれば，被ばく線量は取扱い時間に比例することは明らかであるが，作業時間を極度に短縮して放射線防護を図ることは変則といわなければならない．実際の作業前に予備操作として行われる**コールドラン**は，作業時間の短縮にも有効である．

2　安全取扱いのための器具

　密封された放射性核種や放射線発生装置を使用する場合には，通常は汚染の心配はなく，放射線の遮蔽に注意すればよい．これらを取扱う施設には十分な遮蔽と被ばく軽減に必要な器具を備える必要がある．

1）距離をとるための器具

（1）ピンセット類

　比較的弱い線源を扱う際には，長さ10～30cm程度の長めのピンセット，るつぼ挟みなどを用いる．α線源および軟β線源は，放射面の被覆が極度に薄いので破損しないように注意する．

（2）トング

　トングとは，はさみ，やっとこなどの呼称である．長柄トングは1.5mくらいのものもあり，引き金を引くことによって先端のはさみの部分で線源をつかむ．扱うものの種類により先端部が交換できる．

2）遮蔽のための器具

（1）プラスチック板，アクリル板

　通常1cmくらいの厚さで，β線の遮蔽に使用する．透明で視認性が高く，線源の操作に便利である．透明な素材でもガラスは割れやすいので使用しない方がよい．高エネルギーのβ線では，制動X線にも考慮する必要がある．

（2）鉛ガラス

　用途に応じて大きさ，比重がいろいろなものが用いられる．透明であるので，トングやマニピュレータなどと組み合わせて用いることができる．

> **制動X線**
> **（braking X-ray）**
> β線のような高速で運動する自由電子が原子核の近傍を通過する際，その電場により減速されて失ったエネルギーを電磁波として放出する．この相互作用で放出される電磁波を制動X線という．電子の制動放射は，作用する原子の原子番号の2乗と電子のエネルギーに比例する．したがって，β線の遮蔽に用いる物質の原子番号が大きいほど，制動X線が発生しやすい．

(3) 鉛レンガ

用途によっていろいろな形状のものが市販されているが，直方体の三辺長が5×10×20cm（1：2：4）のものはさまざまな形状に組み合わせて利用でき，便利である．

(4) コンクリートブロック

普通コンクリート，重コンクリート，特に中性子用にはホウ素を含有したものなどがある．通常20〜30kgで，設置面の凹凸を組み合わせ積み重ねて使用するようになっている．なお，鉛レンガの場合も含めて，実験台，フード，床などが，これらの重量に十分耐えられるかどうかをあらかじめ確認しておくとともに，地震の際の転倒防止にも留意しなければならない．

(5) 水

手軽に得られ，容器を選ぶことでさまざまな形状で利用できる遮蔽材であるが，ガラス容器は割れやすいので避けた方がよい．

(6) パラフィンブロック

中性子線の遮蔽に使用されるブロックで，5×10×20cmの大きさのものが一般的である．パラフィンは可燃性であり，火気には留意が必要である．

3）時間短縮への工夫

原則として，作業時間を制限することで放射線の防護を図ることは避けなければならない．就業時間のすべてを放射線作業に従事しても十分に安全な作業環境を整備することが重要である．作業時間を短縮するためには，β線用のプラスチック板，アクリル板やγ線用の鉛ガラスのような透明な遮蔽材を用い直接観察することで，安全性を確保するとともに作業効率をあげることができる．

3 安全取扱いの基本

安全取扱いは，作業内容に大きく依存し多岐にわたるが，ここでは法定の遵守事項を中心に基本的な事項をあげることとする．これらの法定事項は，最低限遵守しなければならない．

1）密封線源あるいは放射線発生装置の安全取扱い

密封線源または**放射線発生装置**の使用に際して守るべき事項は，放射性同位元素等規制法に次のように規定されている．

① 使用施設において使用すること．

② 密封された放射性同位元素は，(a)正常な使用状態においては，開封または破壊されるおそれがなく，(b)密封された放射性同位元素が漏えい，浸透等により散逸して汚染するおそれのない状態で使用すること．

③ 放射線業務従事者については，実効線量限度および等価線量限度を超えて被ばくすることのないよう，(a)**遮蔽物を設ける**，(b)**距離を設ける**，(c)被ばくの**時間**を短くするのいずれかの措置を講ずること．

④ 使用施設または管理区域の目につきやすい場所に，放射線障害の防止に必要な注意事項を掲示すること．

⑤ 管理区域には，人がみだりに立ち入らないような措置を講ずること．また，放射線業務従事者以外の者が管理区域に立ち入るときには，放射線業務従事者の指示に従わせること．

⑥ 管理区域に施行規則別表に定める標識を付けること．

⑦ 使用の場所の変更を原子力規制委員会に届け出て，400GBq 以上の線源を装備する放射性同位元素装備機器を使用する場合は，線源の脱落を防止する装置が備えられていること．

⑧ 使用の場所の変更を原子力規制委員会に届け出て，放射性同位元素または放射線発生装置を使用する場合は，放射性同位元素については第一種または第二種放射線取扱主任者，放射線発生装置については第一種放射線取扱主任者免状所持者の指示に従うこと．

2）非密封放射性同位元素の安全取扱い

　非密封放射性同位元素の使用に際しては，1）で述べた密封線源，放射線発生装置使用時の遵守事項に加え，次の事項を守るように放射性同位元素等規制法に定められている．ただし，放射性同位元素等規制法で「**作業室**」とは，放射線施設内で「非密封の放射性同位元素を使用し，または非密封の放射性汚染物の詰替えをする室」と定義されており，非密封の放射性同位元素等は作業室でしか使用してはいけない．

① 作業室において使用すること．

② 作業室内の放射線業務従事者の呼吸する空気中の放射性同位元素の濃度が，空気の浄化，排気により，**空気中濃度限度**を超えないようにすること．

③ 作業室内での飲食および喫煙を禁止すること．

④ 作業室または汚染検査室内の人が触れる物の表面汚染については，**表面密度限度**を超えないようにすること．

⑤ 作業室内で作業する場合には，作業衣，保護具等を着用すること．また，これらを着用して作業室からみだりに出ないこと．

⑥ 作業室から退出するときは，放射性同位元素による汚染を検査し，除染を行うこと．

⑦ 表面密度限度（α線放出核種の場合は 4Bq/cm^2，α線を放出しない核種の場合は 40Bq/cm^2）を超えている放射性汚染物は，作業室から持ち出さないこと．

⑧ 表面密度限度の 1/10（α線放出核種の場合は 0.4Bq/cm^2，α線を放出しない核種の場合は 4Bq/cm^2）を超えている放射性汚染物は，みだりに管理区域から持ち出さないこと．

付表　医療分野で使用される主な放射性同位元素の基礎データと規制下限値

核　種	半減期**	崩壊形式	主な放射線のエネルギー（MeV）		規制下限値 [$1×10^N$]		
			α線またはβ線	γ線	数量 (kBq)	濃度 (Bq/g)	化学形
^{3}H*	12.32 y	β^-	0.0186		6	6	
^{11}C*	20.36 m	β^+, EC	0.960	0.511(β^+)	3	1	一酸化物・二酸化物除く
^{14}C*	5700 y	β^-	0.157		4	4	一酸化物・二酸化物除く
^{13}N*	9.965 m	β^+, EC	1.198	0.511(β^+)	6	2	
^{15}O*	2.037 m	β^+, EC	1.732	0.511(β^+)	6	2	
^{18}F*	109.7 m	β^+, EC	0.634	0.511(β^+)	3	1	
^{22}Na*	2.602 y	β^+, EC	0.546	0.511(β^+), 1.275	3	1	
^{32}P*	14.27 d	β^-	1.711		2	3	
^{35}S*	87.37 d	β^-	0.167		5	5	蒸気以外のもの
^{40}K	$1.248×10^9$ y	β^-, EC	1.311	1.461	3	2	
^{45}Ca*	162.6 d	β^-	0.257		4	4	
^{51}Cr*	27.70 d	EC		0.320	4	3	
^{59}Fe*	44.50 d	β^-	0.274, 0.466	1.099, 1.292	3	1	
^{60}Co*	5.271 y	β^-	0.318	1.173, 1.332	2	1	
^{64}Cu*	12.70 h	β^+, EC	0.653	0.511(β^+)	3	2	（その他の同位元素）
^{67}Ga*	3.262 d	EC		0.0933, 0.185, 0.300	3	2	
^{68}Ga*	67.85 m	β^+, EC	0.822, 1.899	0.511(β^+)	2	1	
^{81m}Kr*	13.10 s	IT		0.190	7	3	
^{82}Rb	1.273 m	β^+, EC	2.602, 3.379	0.511(β^+)	1	−1	（その他の同位元素）
^{89}Sr*	50.56 d	β^-	1.495	0.909(^{89m}Y)	3	3	
^{90}Sr*	28.79 y	β^-	0.546		1	2	放射平衡中子孫核種（^{90}Y）含め
^{90}Y*	64.00 h	β^-	2.280		2	3	
^{99m}Tc*	6.007 h	IT		0.141	4	2	
^{111}In*	2.806 d	EC		0.171, 0.245(^{111m}Cd)	3	2	
^{123}I*	13.22 h	EC		0.159	4	2	
^{125}I*	59.41 d	EC		0.0355	3	3	
^{131}I*	8.025 d	β^-	0.334, 0.606	0.284, 0.365, 0.637	3	2	
^{133}Xe*	5.248 d	β^-	0.346	0.081	1	3	
^{137}Cs	30.08 y	β^-	0.514, 1.176	0.662(^{137m}Ba)	1	1	放射平衡中子孫核種（^{137m}Ba）含め
^{177}Lu*	6.646 d	β^-	0.176, 0.498	0.208	4	3	
^{201}Tl*	3.044 d	EC		0.135, 0.167	3	2	
^{223}Ra*	11.44 d	α	5.607, 5.716	0.154, 0.269, 0.324	2	2	放射平衡中子孫核種（5核種）含め

* 「放射性医薬品の製造及び取扱規則」に掲げられている核種
** 時間の単位；s：秒，m：分，h：時，d：日，y：年
半減期・放射線エネルギー；日本アイソトープ協会編：アイソトープ手帳 12 版（2020）.
下限数量・濃度；科学技術庁平成 12 年告示第 5 号別表第 1（$1×10^N$ の N として記載，数量の単位を kBq に変更）

参考文献

● 第1章

1) 柴田徳思編：放射線概論―第1種放射線試験受験用テキスト．第9版，通商産業研究社，2015．
2) 久田欣一，他：最新臨床核医学．第3版，金原出版，1999．
3) Paul J. Early, D. Bruce Sodee：Principles and Practice of Nuclear Medicine. Mosby, 1995.
4) 日本放射線技術学会核医学分科会編：放射線医療技術学叢書（23）核医学における臨床技術．日本放射線技術学会，2005．
5) 福士政広編：診療放射線技師ブルー・ノート（基礎編）．第4版，メジカルビュー社，2017．
6) ICRU Report 33. Radiation Quantities and Units. 1～23, OXFORD UNIVERSITY PRESS, 1980.
7) ICRU Report 85a. Fundamental Quantities and Units for Ionizing Radiation. J ICRU, **11**：1～30, 2011.
8) 日本アイソトープ協会：ICRP Publication 60．国際放射線防護委員会の1990年勧告．1991．
9) 日本アイソトープ協会：ICRP Publication 103．国際放射線防護委員会の2007年勧告．2009．

● 第2章

1) 日本画像医療システム工業会（JIRA）：ガンマカメラの性能測定法と表示法（JESRA X-0051＊D-2021）．1～73, 2021．
2) 日本画像医療システム工業会（JIRA）：ガンマカメラの性能の保守点検基準（JESRA X-0067＊C-2017）．1～19, 2017．
3) 日本画像医療システム工業会（JIRA）：ガンマカメラの安全性の保守点検基準（JESRA X-0071＊C-2017）．1～12, 2017．
4) 日本画像医療システム工業会（JIRA）：PET装置の保守点検基準（JESRA TI-0001＊C-2021）．1～10, 2021．
5) 日本画像医療システム工業会（JIRA）：PET装置の性能評価法（JESRA X-0073＊H-2023）．1～49, 2023．

● 第5章

1) 佐治英郎，向 高弘，月本光俊編：新放射化学・放射性医薬品学．第5版，南江堂，2021．
2) 日本核医学技術学会編：新核医学技術総論 臨床編．山代印刷，2020．

● 第7章

1) Eric J. Hall 著, 浦野宗保訳：放射線科医のための放射線生物学．第4版，篠原出版新社，1995．
2) 日本アイソトープ協会：ICRP Publication 60．国際放射線防護委員会の1990年勧告．1991．
3) 日本アイソトープ協会：ICRP Publication 103．国際放射線防護委員会の2007年勧告．2009．
4) 日本アイソトープ協会：ICRP Publication 118．組織反応に関するICRP声明／正常な組織・臓器における放射線の早期影響と晩発影響．2017．

● 第8章

1) 川井恵一：放射線関係法規概説―医療分野も含めて―．第10版，通商産業研究社，2022．
2) 川井恵一，松原孝祐：放射線安全管理学．改々題第5版，通商産業研究社，2023．

索 引

【編者略歴】

小 野 口 昌 久
（お の ぐち まさ ひさ）

1981年　金沢大学医療技術短期大学部診療放射線技術学科卒業
同　年　兵庫県立こども病院放射線科
1985年　国家公務員共済組合連合会虎の門病院核医学部
1996年　金沢大学医学部助手（放射線診療技術学）
2000年　放射線医学総合研究所班協力員（立体計測研究班）
同　年　東京都老人研究所ポジトロン医学研究部研究生
2001年　金沢大学医学部講師（放射線診療技術学）
同　年　順天堂大学大学院医学研究科（専攻科）退学
同　年　順天堂大学医学部協力研究員併任
2004年　金沢大学大学院医学系研究科助教授（量子医療技術学）
2006年　同 教授（量子医療技術学）
2008年　金沢大学医薬保健研究域教授（量子医療技術学）
2014年　金沢大学医薬保健学域保健学類放射線技術科学専攻主任兼任（～2016年）
2016年　金沢大学大学院医薬保健学総合研究科保健学専攻医療科学領域長兼任（～2018年）
　　　　現在にいたる　博士（医学）

川 井 恵 一
（かわ い けい いち）

1983年　京都大学薬学部製薬化学科卒業
1988年　京都大学大学院薬学研究科博士後期課程製薬化学専攻退学
同　年　東京理科大学薬学部助手
1992年　米国国立衛生研究所クリニカルセンターPET部門客員研究員
1995年　同 研究顧問
1996年　宮崎医科大学医学部助教授
同　年　宮崎医科大学医学部附属実験実習機器センターRI部門部長兼任
2001年　金沢大学医学部教授（放射線技術科学）
同　年　金沢大学大学院自然科学研究科教授兼任
同　年　福井医科大学（現福井大学）高エネルギー医学研究センター客員教授併任
2005年　金沢大学大学院医学系研究科教授（量子医療技術学）
2008年　金沢大学医薬保健研究域保健学系教授（量子医療技術学）
2016年　金沢大学大学院先進予防医学研究科教授兼任
　　　　現在にいたる　薬学博士

絹 谷 清 剛
（きぬ や せい ご）

1986年　金沢大学医学部卒業
1990年　金沢大学医学部大学院修了
同　年　公立学校共済組合北陸中央病院内科医員
同　年　金沢大学医学部核医学科医員
同　年　米国国立衛生研究所クリニカルセンター核医学科フェロー
1992年　金沢大学医学部核医学科医員
1997年　金沢大学医学部核医学科助手
1999年　金沢大学学内講師
2006年　金沢大学医学部附属病院核医学診療科講師
同　年　金沢大学大学院医学系研究科教授〔バイオトレーサ診療学（核医学）〕
2012年　金沢大学附属病院副病院長（～2014年3月）
2013年　福島県立医科大学特任教授兼任
2014年　金沢大学附属病院病院長補佐（～2015年3月）
2016年　金沢大学附属病院副病院長
2022年　金沢大学医薬保健学総合研究科長
　　　　現在にいたる　医学博士

最新臨床検査学講座

放射性同位元素検査技術学　第2版　　　　ISBN978-4-263-22394-9

2018年2月10日	第1版第1刷発行
2022年1月10日	第1版第5刷発行
2023年2月20日	第2版第1刷発行
2024年1月10日	第2版第2刷発行

編　者　小野口　昌　久

川　井　恵　一

絹　谷　清　剛

発行者　白　石　泰　夫

発行所　医歯薬出版株式会社

〒113-8612　東京都文京区本駒込1-7-10
TEL.（03）5395-7620（編集）・7616（販売）
FAX.（03）5395-7603（編集）・8563（販売）
https://www.ishiyaku.co.jp/
郵便振替番号 00190-5-13816